AF339123

Par le Dr Aubanel

RAPPORTS

MÉDICO-LÉGAUX.

Deux affaires judiciaires d'un grand intérêt ont été soumises à mon appréciation dans le cours de l'année 1857. Elles ont présenté toutes deux ceci de singulier, que l'instruction en avait été terminée, malgré de fortes présomptions d'aliénation mentale, sans que le magistrat instructeur eût cru nécessaire de recourir à un examen médico-légal. Un arrêt de renvoi devant les assises avait été prononcé ; les accusés avaient été traduits devant la cour ; ce n'a été que par suite des premiers débats et sur les conclusions du ministère public, que l'on s'est vu dans l'obligation de faire appel à un médecin légiste. Le procès, dans les deux cas, avait été renvoyé à une autre session. J'ai été commis par M. le président des assises, à l'effet d'examiner les inculpés, le même arrêt ayant prescrit qu'ils seraient placés provisoirement dans l'asile de Marseille, et que les dossiers seraient mis à ma disposition.

On s'étonnera que la science n'ait pas été consultée dans les premiers temps de l'instruction, et surtout avant la décision de la chambre de mise en accusation, lorsque l'on verra combien étaient significatifs les faits et renseignements recueillis, soit à l'aide de l'interrogatoire des nombreux témoins entendus, soit par l'intermédiaire de la défense qui avait cru devoir réclamer l'intervention des hommes de l'art et révéler certaines particularités venues à sa connaissance. Ces renseignements dans les deux affaires que je vais soumettre au jugement de mes confrères, que les chambres de mise en accusation eussent rendu des arrêts de comparution devant les assises, en présence des déclarations que la science a plus tard formulées? Ce qui est positif, c'est que les arrêts qui ont traduit les accusés devant la cour ont été rendus sans que la question de folie ait été étudiée comme elle le méritait. C'est regrettable, car il n'y a jamais utilité à donner du retentissement à ces malheureuses affaires; un supplément d'instruction scientifique peut terminer beaucoup de procès de ce genre, et il me semble toujours préférable de faire intervenir, en pareil cas, une ordonnance de non-lieu, que d'exposer nos pauvres aliénés à une condamnation qu'ils n'auraient pas dû encourir, ou de les voir acquitter, comme cela arrive ordinairement, malgré la persistance du ministère public.

Les condamnations qui frappent de pauvres insensés ne produisent aucun bien; elles n'empêchent pas le retour de malheurs semblables, ne pouvant avoir pour effet de terrifier des esprits qui sont privés du libre arbitre et qui agissent toujours sans discernement, et partant sans criminalité. Les condamnations du moyen âge contre les sorciers ont-elles jamais détruit la sorcellerie, qui résultait d'une aberration intellectuelle? La justice, autant que possible, ne doit jamais recevoir un démenti qui pourrait mettre en suspicion ses décisions, et nuire à la haute considération dont elle jouit si justement. Il faut éviter également que l'administration ne se trouve jamais dans l'obligation de faire renfermer plus tard dans les asiles de pauvres prisonniers dont la folie remonterait à une époque antérieure à la condamnation. Toutes les maisons d'aliénés possèdent quelques malheureux dont l'état de folie a été méconnu devant les tribunaux; tous les auteurs et tous les médecins des prisons en ont cité de nombreux exemples. Ces derniers, M. Sauze entre autres, n'ont-ils pas établi avec la dernière évidence que la plupart des folies attribuées à l'influence de l'emprisonnement

Par le Dr Aubanel

RAPPORTS
MÉDICO-LÉGAUX.

Deux affaires judiciaires d'un grand intérêt ont été soumises à mon appréciation dans le cours de l'année 1857. Elles ont présenté toutes deux ceci de singulier, que l'instruction en avait été terminée, malgré de fortes présomptions d'aliénation mentale, sans que le magistrat instructeur eût cru nécessaire de recourir à un examen médico-légal. Un arrêt de renvoi devant les assises avait été prononcé ; les accusés avaient été traduits devant la cour ; ce n'a été que par suite des premiers débats et sur les conclusions du ministère public, que l'on s'est vu dans l'obligation de faire appel à un médecin légiste. Le procès, dans les deux cas, avait été renvoyé à une autre session. J'ai été commis par M. le président des assises, à l'effet d'examiner les inculpés, le même arrêt ayant prescrit qu'ils seraient placés provisoirement dans l'asile de Marseille, et que les dossiers seraient mis à ma disposition.

On s'étonnera que la science n'ait pas été consultée dans les premiers temps de l'instruction, et surtout avant la décision de la chambre de mise en accusation, lorsque l'on verra combien étaient significatifs les faits et renseignements recueillis, soit à l'aide de l'interrogatoire des nombreux témoins entendus, soit par l'intermédiaire de la défense qui avait cru devoir réclamer l'intervention des hommes de l'art et révéler certaines particularités venues à sa connaissance. Ces renseignements eussent-ils manqué, qu'il eût été naturel de se demander, tant étaient surprenantes les circonstances principales qui, dans les deux cas, avaient caractérisé l'événement, si la folie n'aurait pas été le seul mobile qui eût poussé les inculpés à tuer, l'un sa femme, l'autre son meilleur ami.

Les magistrats sont incapables certainement de se laisser guider par la passion, de persister par amour-propre dans une accusation qu'ils se seraient un peu hâtés de prononcer et de soutenir avec énergie devant les assises. L'amour de la vérité, je le sais, est le seul mobile de leur détermination. Il n'en est pas moins vrai, toutefois, comme principe général de haute considération, qu'il est préférable de ne pas les exposer à se trouver dans la fausse position, après un supplément d'instruction, de venir se contredire, en abandonnant une accusation qu'ils avaient crue fondée. Il n'est pas moins singulier, d'un autre côté, de les voir, à la suite de cette nouvelle enquête, persévérer dans leurs premières attaques, et combattre à outrance les conclusions de la science à laquelle ils ont fait eux-mêmes un appel, pour éclaircir les doutes qui s'étaient produits dans leur esprit. Est-ce à bon droit, en effet, qu'on lance alors, envers les aliénistes, cette banale accusation de ne voir partout que des fous, que l'on traite de pernicieuses nos doctrines, que l'on dit erronées et sans fondement ; de dangereuse, une science qui repose sur l'observation et qui doit avoir, en définitive, quelque valeur aux yeux de la justice, puisque l'on s'est décidé à la consulter ?

La plus simple présomption, dans toutes les affaires de quelque gravité, doit suffire pour engager les magistrats, comme la plupart, du reste, le font aujourd'hui, à s'adresser, dès le principe, à la science, et à mettre à profit les connaissances pratiques des hommes spéciaux. On complète de cette manière le dossier, et l'on fournit à la chambre de mise en accusation un élément de plus pour la bonne appréciation du fait, des lumières plus précises pour la grave détermination à prendre. Est-ce bien certain,

dans les deux affaires que je vais soumettre au jugement de mes
confrères, que les chambres de mise en accusation eussent
rendu des arrêts de comparution devant les assises, en présence
des déclarations que la science a plus tard formulées? Ce qui
est positif, c'est que les arrêts qui ont traduit les accusés devant la cour ont été rendus sans que la question de folie ait
été étudiée comme elle le méritait. C'est regrettable, car il n'y
a jamais utilité à donner du retentissement à ces malheureuses
affaires; un supplément d'instruction scientifique peut terminer
beaucoup de procès de ce genre, et il me semble toujours préférable de faire intervenir, en pareil cas, une ordonnance de
non-lieu, que d'exposer nos pauvres aliénés à une condamnation
qu'ils n'auraient pas dû encourir, ou de les voir acquitter, comme
cela arrive ordinairement, malgré la persistance du ministère
public.

Les condamnations qui frappent de pauvres insensés ne produisent aucun bien; elles n'empêchent pas le retour de malheurs semblables, ne pouvant avoir pour effet de terrifier des
esprits qui sont privés du libre arbitre et qui agissent toujours
sans discernement, et partant sans criminalité. Les condamnations du moyen âge contre les sorciers ont-elles jamais détruit
la sorcellerie, qui résultait d'une aberration intellectuelle? La
justice, autant que possible, ne doit jamais recevoir un démenti
qui pourrait mettre en suspicion ses décisions, et nuire à la
haute considération dont elle jouit si justement. Il faut éviter
également que l'administration ne se trouve jamais dans l'obligation de faire renfermer plus tard dans les asiles de pauvres
prisonniers dont la folie remonterait à une époque antérieure
à la condamnation. Toutes les maisons d'aliénés possèdent
quelques malheureux dont l'état de folie a été méconnu devant
les tribunaux; tous les auteurs et tous les médecins des prisons
en ont cité de nombreux exemples. Ces derniers, M. Sauze entre
autres, n'ont-ils pas établi avec la dernière évidence que la
plupart des folies attribuées à l'influence de l'emprisonnement

étaient antérieures au délit qui avait motivé la condamnation ?
Un exemple remarquable a été celui de Moulinard qui, condamné aux travaux forcés à perpétuité par les assises du Var,
malgré les conclusions de mon rapport, fut reconnu fou dans
les prisons de Draguignan, et fut conduit, un mois environ
après ce regrettable arrêt et au moment de la publication d'un
mémoire justificatif que je venais de faire pour prouver l'existence de sa maladie, fut conduit, dis-je, par suite de l'impossibilité de le garder au milieu d'autres prisonniers, dans l'asile
d'Aix, où il séjourna pendant plusieurs années. Il était devenu
fou, dira-t-on, dans les prisons ; c'est le remords ou la peine
morale de sa condamnation qui l'avait rendu malade. Non, les
choses ne s'étaient pas passées ainsi, car sa folie présenta dans
l'hospice les mêmes caractères que j'avais assignés ; l'accès avait
été prévu, et il était entièrement semblable à ceux qui l'avaient
précédé. J'avais établi, en terminant mon mémoire, que l'administration se trouverait tôt ou tard dans la nécessité de le
séquestrer dans un asile (1). La justice n'a rien à gagner à ces
déplorables résultats !

L'institution du jury, quelque respectable qu'elle soit, n'offre
pas à mes yeux, je l'ai dit depuis longtemps, toute la garantie que
présentent, pour ces sortes d'affaires, les magistrats instructeurs
et ceux qui composent la chambre de mise en accusation. Les
jurés sont des hommes consciencieux ; mais il y a toujours, chez
les magistrats, plus de lumières, plus d'habitude des affaires, plus
d'aptitude à apprécier les documents fournis par la science. Il
faut regretter seulement que, malgré les progrès réalisés dans
notre siècle, la magistrature conserve toujours quelque peu,
envers les décisions des médecins, cet esprit de suspicion qui
a fait tant de mal, et qui parfois encore est la source de regret-
tables erreurs judiciaires. On est peiné de voir, de nos jours, le
ministère public persévérer dans cette série d'arguments extra-

----

(1) *Annales médico-psychologiques*, 1849, t. XIII, p. 80.

scientifiques, lancés toujours avec la même conviction et la même énergie, quoique combattus et détruits journellement sans réplique par la science pratique de l'aliénation mentale et par tous les grands maîtres qui se sont voués à l'étude de cette spécialité.

Cet esprit de suspicion part malheureusement de très haut, et il n'est pas rare de voir encore, dans la magistrature, des intelligences très élevées partager le déplorable préjugé que la justice est plus apte que la médecine à apprécier les aberrations de l'esprit. N'est-il pas surprenant de trouver, sous la plume de l'honorable M. Troplong, des phrases qui, sur le ton de la plaisanterie, comparent certaines assertions des médecins aliénistes à des scènes de Molière, et qui se terminent par cette singulière sentence : « La médecine légale n'a ajouté aucun progrès sé- » rieux aux doctrines reçues dans la jurisprudence, et ne doit » en rien les modifier. » Je n'entreprendrai pas de réfuter un homme aussi considérable que M. le premier président de la cour de cassation, mais qu'il me soit permis de dire avec M. Chaix-d'Est-Ange fils, qui s'étonne de voir émettre, par un juris-consulte si éclairé, une opinion aussi absolue : « N'est-il pas » vrai que cette parole est bien sévère, et que la médecine » légale ne mérite pas cet anathème? » Tout en accordant à la médecine aliéniste un plus grand degré de certitude que ne lui prête cet honorable avocat, disons encore avec lui : « Ces mys- » tères (ceux de l'intelligence humaine à l'état de maladie), » l'homme ne peut les sonder, et sa main est trop faible pour » soulever la pierre qui couvre ces abîmes et pour faire éclater » la lumière. Mais n'y a-t-il pas là un motif de plus d'interro- » ger les médecins et d'en appeler à leur expérience ? Et si ces » sortes de maladies, impénétrables dans leur principe, ne se » trahissent que par leurs tristes effets, qui donc pourra mieux » connaître leurs symptômes, leur intensité, leur marche presque » fatale, que ceux qui en ont fait l'étude de toute leur vie, et » qui, des faits sans cesse renouvelés sous leurs yeux, ont pu

» tirer des règles générales et des principes à peu près certains? »

La prévention contre nos doctrines, jointe à l'absence de toute notion pratique sur la folie, est la cause de ces singulières attaques et de cet entraînement qui peut conduire les magistrats à de graves erreurs. Ils les éviteraient plus sûrement, s'ils voulaient bien nous accorder un certain degré de confiance, réfléchir avec maturité sur les enseignements renfermés dans les annales scientifiques, et venir quelquefois, dans nos hospices, étudier le livre de la nature qui est, lui, infaillible, quand on sait l'interroger avec soin. Nous ne voulons pas plus que les magistrats trahir les droits de la société, compromettre sa sécurité et laisser le crime impuni; nous ne voulons avec eux que la manifestation de la vérité, et, quelle qu'elle soit, nous cherchons à la faire triompher, quand la justice nous interroge. Il m'est arrivé plus d'une fois de répondre, en pareil cas, d'une manière négative, et tous les lecteurs des *Annales* n'ont-ils pas encore présent à l'esprit ce remarquable rapport de l'habile aliéniste de Rouen, qui soutint, devant les assises, la simulation, alors que les magistrats tendaient à croire l'inculpé atteint réellement de folie? L'aveu du coupable, après sa condamnation, fut un véritable triomphe pour le docteur Morel.

Malgré cet esprit de prévention qui, il faut le dire, tend à se dissiper et qui n'existe plus chez une foule de magistrats, j'accorde à la magistrature, pour ces sortes de questions, un degré de confiance que je refuse généralement à MM. les jurés, sans vouloir blesser en rien leur susceptibilité, et tout en respectant, comme consciencieuses, les décisions qui émanent de leurs délibérations. Ces messieurs ne jugent qu'à des intervalles très éloignés; ils n'ont jamais réfléchi sur de pareilles matières, et ils n'ont pas toujours l'intelligence assez cultivée pour comprendre nos doctrines et délibérer sur ces questions avec un parfait discernement. Quelques heures d'examen peuvent-elles suffire, alors que les médecins aliénistes mettent quelquefois plusieurs mois à délibérer? Le simple bon sens n'est jamais à

dédaigner, mais permet-il toujours, comme on l'a dit, un jugement sain sur des questions scientifiques de cette gravité? Non,
le simple bon sens peut conduire à l'erreur, quand il ne s'y
joint pas les notions scientifiques que la médecine seule possède
complétement, mais que les magistrats instructeurs peuvent
mieux apprécier que le jury.

Dans les deux affaires dont on va lire l'histoire, il s'est présenté un point de droit criminel qu'il me paraît utile de soulever dans l'intérêt général de ces sortes d'accusés, et pour
l'honneur des familles auxquelles ils appartiennent. Cette question est celle-ci : Les deux inculpés ayant été renvoyés à une
autre session, n'était-il pas de toute justice de les appeler de
nouveau devant la cour immédiatement après la décision des
médecins? L'examen médico-légal avait établi, pour tous les
deux, l'existence d'une affection mentale bien caractérisée,
antérieurement au fait inculpé, pendant la perpétration du
meurtre, et postérieurement à l'événement. Eh bien! le croira-
t-on, cette dernière conclusion, établissant que la maladie
continuait d'exister, avait déterminé la justice à laisser les deux
affaires en suspens et à renvoyer le procès à l'époque où les
inculpés seraient guéris, c'est-à-dire à une époque indétermi-
née. On ne peut pas juger, a-t-on dit, un homme qui est atteint
d'aliénation mentale; la loi s'y oppose; il faut attendre qu'il ait
recouvré la raison, pour qu'il puisse comprendre le procès et
se défendre contre le crime qui lui est reproché. Cette décision
ayant été prise, l'autorité judiciaire, dans l'une des causes, en
avait référé à l'autorité administrative, pour légitimer la maintenue de l'accusé à l'asile, et M. le préfet, en nous annonçant
son placement définitif, nous avait averti que, dans le cas de
guérison, on ne le ferait sortir de l'établissement que pour être
mis à la disposition de M. le procureur général. Pour l'autre
accusé, cette mesure légale de placement n'a pas même été
prise; l'examen médico-légal remonte à plus d'un an, sans que
l'on ait encore statué sur son sort; il reste maintenu dans

l'asile, en vertu toujours du même arrêté qui l'avait placé provisoirement en vue de la mission dont j'avais été chargé. Nous verrons plus loin si ce placement n'est pas aujourd'hui irrégulier, au point de vue de la loi qui régit le service des aliénés.

Un inculpé devient aliéné pendant l'instruction de l'affaire ; le médecin légiste, appelé à l'examiner, prouve que la maladie ne s'est développée que dans les prisons, c'est-à-dire postérieurement au délit ou crime pour lequel il a été mis en prévention. Je comprends, dans ce cas, que la loi n'ait pas voulu traduire l'accusé devant un tribunal pendant la durée de son affection mentale, et qu'elle ait résolu, dans l'intérêt de la défense, d'attendre la guérison, pour lui demander compte d'une action coupable commise en état de pleine santé d'esprit. La raison, d'accord avec la loi, justifie complétement cette mesure législative, qui veut que l'accusé ne soit pas jugé dans un état de maladie. Mais en doit-il être de même pour le cas où se sont trouvés les deux inculpés dont il s'agit ? Est-il rigoureusement légal, dans l'espèce, d'attendre la guérison et de retarder le jugement d'une manière indéfinie ?

N'oublions pas, d'une part, qu'un arrêt de mise en accusation avait été rendu, et que les inculpés, en conséquence, restaient sous le poids d'un soupçon de criminalité ; d'une autre part, que la médecine légale, consultée après l'arrêt, les avait absous, en prouvant qu'ils étaient malades avant et pendant la perpétration du meurtre dont on les avait accusés. En partant de cette donnée, est-il juste, je le répète, dans des cas pareils, de renvoyer le procès à l'époque de la guérison, et, si celle-ci n'arrive jamais, comme c'était à supposer pour l'un des accusés, faudra-t-il laisser toute la vie ces malheureux sous le poids de l'arrêt qui pèse sur eux, sous le poids, autrement dit, d'une prévention de criminalité ? Il n'est pas indifférent, pour les familles qui sont affligées d'un si grand malheur, d'avoir parmi leurs membres un aliéné ou un criminel. La folie ne déshonore pas, le crime laisse une tache indélébile. A ce point de vue,

n'y a-t-il pas convenance à ce qu'il soit statué définitivement
sur le sort des inculpés, dès que l'examen des hommes de l'art
est terminé? La ressource d'une ordonnance de non-lieu n'existant plus, il y a nécessité, suivant moi, de purger l'arrêt qui
pèse sur eux, d'appeler le jury à se prononcer sur leur culpabilité et à déterminer d'une manière définitive s'ils sont réellement coupables, comme le veut l'arrêt rendu, ou s'ils ne sont
que de pauvres aliénés, dignes de commisération, ainsi que la
médecine l'a établi. Différer le procès jusqu'à la guérison, c'est
laisser perpétuer indéfiniment sur la famille une prévention qui
peut être injuste; c'est s'exposer à voir mourir un jour les
inculpés, sans que justice leur ait été rendue, sans qu'ils aient
pu profiter du bénéfice de la non-imputabilité qu'ils peuvent
avoir méritée. Il y a là quelque chose qui blesse la conscience :
n'y a-t-il pas en cela un déni de justice, comme l'a qualifié
devant moi un magistrat tenant à l'un de nos accusés par un
étroit lien de parenté?

Une objection que l'on ne manquera pas de faire à cette
argumentation, c'est que, pour le ministère public, il peut ne
pas y avoir conviction sur la certitude de toutes les conclusions
du médecin légiste. Il peut admettre avec lui, après l'examen
médico-légal, que l'inculpé est réellement aliéné, mais repousser, contrairement aux autres conclusions, qu'il le fût antérieurement au crime dont on l'accuse, et surtout qu'il le fût au
moment de sa perpétration. L'accusé, restant, dans cette supposition, responsable de ses actions, tomberait dans le cas de celui
qui est devenu malade pendant l'instruction de l'affaire. Est-ce
bien là le motif qui a retardé le procès des deux accusés qui
font l'objet de ce travail? J'aime à le croire, car rien autre ne
peut justifier une suspension indéfinie du procès; mais, en
acceptant comme vraie l'une des conclusions du rapport des
médecins, il ne faut pas perdre de vue qu'on leur donne pour
ainsi dire gain de cause, et que, la vérité étant admise sur un
point, il existe la plus forte présomption de probabilité pour les

autres conclusions. Après un pareil aveu de la justice, il y a
même plus que probabilité, il y a certitude, alors que le médecin a établi une relation parfaite entre le présent et le
passé, et que, ne pouvant séparer les phénomènes morbides
observés de ceux constatés dans le dossier, il est arrivé
à faire remonter la maladie à une époque antérieure à l'acte
incriminé et à démontrer l'influence exercée par elle sur sa
perpétration. On voit sans peine, ce me semble, la différence
qui distingue ce cas de celui d'un état de folie consécutif à
l'événement. Il me semble donc que, sous l'empire de si fortes
présomptions, il y a toujours nécessité à ce que l'affaire reçoive
promptement une solution. L'humanité l'exige, la raison
indique que la loi devrait l'ordonner. Le ministère public peut
sans doute toujours persister dans son accusation, si sa conviction le lui commande; mais, si au contraire sa manière de voir
avait changé, il serait tout aussi honorable pour lui, après
l'enquête médicale, de se présenter à la barre pour demander
l'acquittement d'un inculpé dont la culpabilité aurait été anni-
hilée par ce supplément d'instruction. Le triomphe de la vérité
est, avant tout, la mission du ministère public. Il est à regretter
toutefois, comme je l'ai déjà dit, que l'on reste privé, en pareil
cas, de la ressource de l'ordonnance de non-lieu, par suite d'une
certaine précipitation à faire rendre un arrêt d'accusation.

En définitive, dans l'espèce que j'ai indiquée, la justice
a-t-elle le droit de faire retarder indéfiniment la comparution
de l'inculpé devant les assises? a-t-elle le droit de laisser peser
toute la vie, sur la tête d'un pauvre malheureux, inculpé, il
est vrai, mais reconnu fou par la science et renfermé comme tel
dans un asile, un arrêt qui, tout en n'étant pas une condamnation, ne jette pas moins quelque flétrissure sur lui et sur sa
famille? Je livre cette question au jugement de mes confrères dans la spécialité, à l'examen des hommes de loi, dont les
rédacteurs des *Annales* pourraient provoquer une consultation.

J'arrive, après ces quelques considérations préliminaires, à

l'exposition des rapports judiciaires concernant les deux affaires
que je tiens à soumettre à l'appréciation des médecins aliénistes.
L'une d'elles s'est passée devant les assises des Bouches-du-
Rhône; il s'agit d'un jeune séminariste qui a plongé une
épée, pendant la nuit, à travers le cou d'un de ses camarades.
L'autre affaire s'est présentée devant les assises de la Corse;
c'est un riche propriétaire de ce pays qui a poignardé sa femme
dans son lit.

Cour d'assises des Bouches-du-Rhône.

AFFAIRE DE LOUIS R...

L'événement arriva le 21 juin 1857. L'inculpé fut appelé
devant les assises d'Aix dans le mois d'août de la même année.
Il y eut, comme on sait déjà, renvoi du procès à une autre
session. Les témoins avaient été entendus, le réquisitoire du
ministère public avait été lancé, la défense avait soutenu avec
force l'existence de la folie. L'affaire fut interrompue par les
conclusions du procureur général, qui crut devoir réclamer l'intervention de la science, soit à cause de l'insistance du défenseur sur la question de folie, soit à cause de l'attitude particulière de l'accusé, soupçonné peut-être de simuler la manie.
L'inculpé fut admis dans l'asile de Maréville, le 20 août 1857,
et mon examen fut terminé dans le mois de novembre, après
trois mois d'observation. Cette première épreuve ne fut pas con-
vaincante pour la justice, et M. le procureur général, usant
d'un droit très légitime, voulant ne rien négliger pour la manifestation de la vérité, prit la résolution de recourir à un nouvel
examen. On arrêta, par ordonnance de M. le président des
assises, que l'inculpé serait conduit à l'asile de Montpellier,
pour être soumis à l'examen d'une commission médicale, com-
posée des docteurs Bouisson et Réné, professeurs à la Faculté de

médecine, et du docteur Cavalier, médecin en chef de l'établissement. On le fit partir pour cette destination le 10 décembre, et on l'a maintenu dans cette maison jusque vers le milieu de juin 1858. La commission médicale délivra, au mois d'avril ou mai, un rapport très étendu et longuement réfléchi, qui acceptait toutes mes conclusions, et qui, comme moi, considérait l'inculpé comme malade, antérieurement à l'événement, pendant la perpétration de l'acte, et durant le séjour de l'individu dans les prisons et les asiles d'aliénés. Ce rapport, dont j'ai pris dernièrement connaissance, est remarquable à tous les points de vue et mérite d'être livré à la publicité ; c'est un complément habile de mon travail : les deux Mémoires se complètent l'un par l'autre.

Après cette nouvelle enquête décisive, l'inculpé est réintégré dans l'asile de Marseille, où il entre pour la seconde fois le 12 juin 1858. Le même jour, on me demande s'il est possible, sans aucun inconvénient, de le faire comparaître devant les assises. Je réponds que son état mental a éprouvé une grande amélioration, qu'il n'y a aucun inconvénient à ce qu'il soit jugé, mais que, quant à sa guérison définitive, je ne peux encore avoir une opinion très arrêtée, ayant besoin de le soumettre, à cet effet, à une observation plus prolongée. A un mois de là environ, arrive, au directeur de l'asile, une lettre de M. le préfet, ordonnant son placement définitif, avec ordre, si la guérison survenait, de le mettre à la disposition de la justice. Un changement heureux des plus notables s'étant alors opéré dans l'état mental de l'inculpé, j'ai cru devoir signaler cette circonstance à l'autorité, considérer cette situation comme une guérison, tout en faisant des réserves pour l'avenir, et demander en son nom sa comparution devant la cour. Il me demandait en effet, tous les jours, si ce moment n'était pas arrivé. Transféré dès lors dans les prisons d'Aix, il a été jugé devant les assises le 23 août dernier.

Je ne présenterai pas le récit des débats ; il ne s'est produit

aucun fait nouveau. La tenue de l'accusé a été très bonne ; elle
a justifié, ainsi que ses paroles, la déclaration que j'avais faite
à l'autorité de l'heureux changement survenu dans son état
mental. Je n'ai eu, dans ma déposition, qu'à faire le résumé de
mon rapport et à répondre, en m'appuyant sur des faits, à une
foule de questions qui m'ont été posées par M. le président et par
M. l'avocat. Les docteurs René et Cavalier sont venus, comme
moi, déposer avec la plus complète conviction sur l'existence
réelle, chez l'inculpé, d'une affection mentale des mieux caractérisées. M. le professeur René, avec un accent remarquable
de vérité, a dit, en commençant sa déclaration : « Appelé fré-
» quemment, comme professeur de médecine légale, devant les
» assises, il est rare que je ne sois pas l'organe du ministère
» public ; mais, dans cette affaire, en présence des faits que j'ai
» observés et étudiés, je me range sans hésitation du côté de la
» défense. »

L'accusation a été soutenue avec beaucoup d'énergie. Les
rapports des médecins n'ont pas été analysés ni discutés ; on a
cru pouvoir s'en dispenser, cette affaire, a-t-on dit, pouvant
être jugée par les simples lumières du bon sens, sans préoccupation des décisions de la science. Il a été question, dans ce
réquisitoire, de Socrate qu'on a voulu accuser de folie, de Pas-
cal, contre qui la même accusation a été lancée, de Papavoine
dont la tête a roulé justement sur l'échafaud, de Jobard, condamné malgré les déclarations des médecins, etc., etc. Je ne
veux pas analyser le discours du ministère public, ni répondre
à une foule de ses arguments qui ne résisteraient pas à une
discussion scientifique. On regrette seulement, en pareil cas,
que les médecins légistes ne puissent pas repousser, immédiatement après, les assertions singulières qu'ils entendent émettre
sur la science des maladies mentales, science que certains
hommes de loi croient connaître aussi bien que ceux qui en
ont fait l'étude de toute leur vie. Ce que l'on regrette surtout,
ce sont les attaques injustes, comme je l'ai déjà dit, que l'on

lance contre cette science, que l'on a pris soin cependant de consulter ! Elle est vraie ou fausse cette science dont on ne tient pas compte : si on la consulte, c'est qu'elle est vraie, ce me semble, c'est qu'elle mérite quelque confiance ; mais pourquoi alors l'attaquer comme mal fondée, si ses décisions ne sont pas conformes à votre manière de voir ? Pourquoi s'efforcer alors à démontrer que nos doctrines sont pernicieuses ; qu'il n'y a pas lieu de se préoccuper des enquêtes médicales, quelque imposantes qu'elles soient ; que le simple bon sens, en définitive, peut suppléer à tout dans une affaire de ce genre ?

Deux circonstances, dans ce réquisitoire, méritent d'être signalées d'une manière particulière : la première est celle de l'interprétation donnée à une lettre de M. le préfet, qui, vu la situation meilleure de l'inculpé, constatée par le médecin en chef de l'asile, remettait la décision d'un placement définitif dans l'établissement à l'époque où les assises auraient décidé si l'inculpé était réellement aliéné. Or, le jury, quel que soit son jugement, ne pouvant pas, d'après la loi, se prononcer sur la question de folie, il en résulte, a dit M. l'avocat général, en l'adressant aux jurés, que, si vous l'acquittez, on le mettra en liberté, et qu'il pourra faire courir à la société de nouveaux dangers. Cette manière d'interpréter la question pouvait sans doute impressionner le jury ! M. l'avocat général n'ignore pas cependant que, dans ce cas, il serait resté à l'autorité judiciaire un grand devoir à remplir, celui de signaler à M. le préfet le motif qui avait paru entraîner la décision du jury, et ni faire sentir, en vue de la sécurité publique, la nécessité d'une séquestration plus prolongée dans un asile. La guérison avait été annoncée, il est vrai, mais cette guérison n'était pas assurée, et j'avais réservé à de nouvelles épreuves la détermination à prendre plus tard sur sa mise définitive en liberté. Cette dernière question serait rentrée, après l'acquittement, dans la compétence de l'autorité administrative.

L'autre circonstance, qu'il importe de faire ressortir, à cause du résultat qui a terminé cette affaire, est l'esprit qui a dominé tout le réquisitoire. « Le crime est *avoué*, a dit M. l'avocat général ; il a été commis avec *préméditation* ; l'accusé avait *conscience* de ce qu'il allait faire ; il a pris *les plus grandes précautions* pour réussir ; il *savait* qu'il allait commettre une mauvaise action ; il a agi ainsi parce que, dominé par la jalousie, il a *voulu* se débarrasser de celui qui l'avait repoussé. Il n'a jamais été *aliéné* ; il ne l'était pas surtout *au moment de la perpétration* du meurtre. Il reste donc *responsable* de ses actions, et il mérite le *châtiment* que la loi inflige aux criminels. » La conséquence, en définitive, d'un réquisitoire ainsi formulé n'est-elle pas tacitement celle, pour le moins, de la demande d'une condamnation aux travaux forcés à perpétuité ? La question, en effet, a été posée au jury dans le sens invoqué par le ministère public, mais résolue négativement, comme on va le voir, au point de vue de la plus grande criminalité ; la condamnation n'a été obtenue qu'à l'aide d'une question subsidiaire de simple police correctionnelle.

La défense a été très habile dans la réfutation des arguments du ministère public ; elle a roulé principalement sur une analyse judicieuse et éloquente des diverses parties des rapports de médecine légale qui étaient sous les yeux de la justice. Mais quelque habileté que M⁰ Mistral ait déployée, il n'a pas pu obtenir un triomphe complet ; il n'a pu éviter une condamnation correctionnelle à laquelle il ne devait s'attendre en aucune manière. L'acte incriminé étant avoué ; le ministère public, ainsi que nous venons de voir, ayant soutenu jusqu'au bout l'accusation de meurtre commis avec préméditation, on ne pouvait prévoir, en vérité que deux choses : une condamnation capitale ou les travaux forcés à perpétuité, en vertu du bénéfice des circonstances atténuantes ; un acquittement pur et simple, par suite de la non-imputabilité résultant de l'état de folie.

Il n'en a pas été ainsi, au grand étonnement de tous ceux qui ont suivi les débats avec soin. M. le président, après son résummé, a posé la question principale, la seule, je le répète, qui pouvait résulter du réquisitoire du ministère public : Louis... est-il coupable d'avoir tenté de donner la mort au nommé Charles..., laquelle tentative, manifestée par un commencement d'exécution, n'a manqué son effet que par des circonstances indépendantes de la volonté de son auteur? Vous répondrez : *Oui*, a-t-il dit au jury, si vous pensez qu'il ait agi en pleine possession de son libre arbitre; vous répondrez : *Non*, si vous pensez, au contraire, qu'il fût aliéné au moment de la perpétration du meurtre. Mais M. le président ne s'en est pas tenu à cette question, et, prévoyant d'avance sans doute que la réponse pourrait être négative, il a cru de son devoir et de son droit de poser les deux questions subsidiaires que voici : Ledit Louis... est-il coupable d'avoir volontairement porté des coups et fait des blessures à Charles...? Avait-il formé d'avance le projet de porter les coups et de faire les blessures indiquées? Le défenseur, à qui préalablement ces deux dernières questions n'avaient pas été soumises, n'a pu les discuter dans son plaidoyer ; c'est regrettable, car il aurait pu en faire comprendre toute la signification. Il faut remarquer également que le ministère public, comme nous l'avons dit, ne les avait nullement soulevées ni n'avait pu faire pressentir qu'elles pourraient être soumises à l'appréciation du jury.

Quoi qu'il en soit, le jury est venu apporter une réponse négative sur la question de meurtre commis avec préméditation, mais affirmative sur celle de coups et blessures prémédités. En conséquence, l'accusé a été condamné à treize mois de prison ! La décision du jury est toujours respectable, quelle qu'elle soit ; mais, tout en s'inclinant devant ce résultat, n'est-il pas permis de se demander comment il se fait qu'un homme, avouant l'acte incriminé et reconnaissant avoir agi avec l'intention de donner la mort, ne soit coupable que de coups et blessures ! Si la non-culpabilité a été admise sur la première question, à cause du bénéfice de l'aliénation mentale, la réponse aurait dû être la même sur les questions subsidiaires ; c'est une conséquence que tout le monde a dû se poser très naturellement. Respectons toutefois ce jugement ; il ne peut avoir été rendu qu'avec conscience et conviction ; mais notre conviction scientifique n'en étant nullement modifiée, il est pour moi la preuve que la médecine légale a encore de nombreuses difficultés à surmonter, que nos pauvres aliénés sont encore mal appréciés par les personnes étrangères à la science d'observation que nous professons. On en jugera, du reste, par la lecture du rapport judiciaire que voici.

RAPPORT MÉDICO-LÉGAL.

A. — *Historique de l'affaire.*

Dans la nuit du 20 au 21 juin 1857, vers deux heures du matin, on entend, dans un dortoir du petit séminaire d'Aix, des cris affreux qui partent de l'alcôve où couche l'élève Charles. Les surveillants accourent aussitôt ainsi qu'un ou deux élèves. On trouve le jeune Charles assis sur son lit, couvert de sang et tenant dans ses mains une épée à canne qu'il vient d'arracher de son cou. Ce pauvre jeune homme n'a pas vu le meurtrier ; il a été frappé en dormant ; il s'est éveillé comme étouffé par quelque chose qui lui serrait la gorge. La blessure, examinée avec soin, commence au niveau de l'angle de la mâchoire du côté droit, se prolonge, à travers le cou, jusqu'à un point correspondant du côté gauche, pénètre à la partie interne du bras du même côté et aboutit à la partie postérieure et externe de ce membre. Le trajet parcouru est de 32 centimètres. Aucun organe important n'ayant été lésé, le malade a guéri sans accident dans l'espace de quelques jours.

Un des surveillants, accourant vers les cris, avait rencontré dans l'escalier l'élève Louis, qui lui avait demandé une clef pour aller satisfaire un besoin. Les soupçons se portent aussitôt sur lui ; mais on ne le trouve pas dans le séminaire, il s'était

enfui par le jardin. On apprend le matin de bonne heure qu'il
était allé directement, en sortant, au bureau de police, pour se
déclarer l'auteur du meurtre, dont il avait raconté avec détail le
mode de perpétration.

B. — *Prescriptions de l'ordonnance de la cour.*

Nous, conseiller à la cour impériale d'Aix, président des
assises,

Vu et attendu,

1° Que le motif du pourvoi est fondé sur la nécessité de faire
procéder par un homme de l'art à l'examen de l'accusé, à
l'effet d'apprécier l'état de ses facultés intellectuelles et de déterminer s'il était sain d'esprit à l'époque du crime ;

2° Qu'il importe d'abord de recueillir avec précision les déclarations des témoins à décharge présentés par l'accusé, soit
pour en fixer définitivement la portée, soit pour qu'elles puissent servir d'éléments d'appréciation à l'homme de l'art qui sera
chargé d'examiner l'inculpé ;

Commettons M. le conseiller A... à l'effet de recevoir les
témoignages dont il s'agit, et tous autres qu'il croirait utiles à la
manifestation de la vérité.

Ordonnons, 1° que les dépositions ainsi recueillies, ainsi que
le dossier de la procédure déjà instruite, seront mises à la disposition de M. le docteur Aubanel, médecin en chef de l'asile des
aliénés de Marseille ; 2° que l'accusé R... sera, jusqu'à la session prochaine, mis également à la disposition du même
M. Aubanel ;

Chargeons ce dernier, serment préalablement prêté, de soumettre l'inculpé à toutes les épreuves propres à déterminer s'il
ne serait pas sain d'esprit, et en quoi consisterait l'altération qui
pourrait être remarquée dans son état intellectuel ;

Le chargeons spécialement :

1° De dire : 1° si, dans les deux ou trois mois qui ont précédé le crime, l'accusé avait la conscience de ses actes ; 2° s'il

pouvait en apprécier la portée ; 3° s'il avait son libre arbitre ; 4° si les circonstances dans lesquelles le crime a été commis sont de nature à l'expliquer, abstraction faite d'une démence plus ou moins complète.

2° De donner enfin toutes les indications propres à éclairer la justice, sur le point de savoir si, au moment du crime, Louis était ou n'était pas sain d'esprit, et quelle est sa situation actuelle ;

3° De donner un rapport de ses observations et de son opinion sur les questions ci-dessus, pour, ledit rapport déposé, être ultérieurement procédé suivant la loi.

C. — *Examen des faits consignés dans les pièces de la procédure.*

Pour bien apprécier ces faits, il faut les distinguer en quatre catégories : la première, comprenant ceux qui sont relatifs à l'enfance et à la jeunesse de l'inculpé jusqu'à l'époque où il a été revêtu de l'habit de prêtre ; la seconde, renfermant ceux qui sont particuliers aux derniers mois qui ont précédé l'événement ; la troisième, ayant trait à ceux qui ont marqué la perpétration du meurtre ; la quatrième, enfin, se rapportant à ceux constatés dans la prison d'Aix depuis l'événement jusqu'à sa comparution devant les assises.

1. *Antécédents de l'inculpé.* — Louis appartient à une famille honorable qui a éprouvé de grands malheurs. Sa mère, veuve depuis longtemps, a ressenti la misère ; elle n'aurait pu élever ses enfants sans le secours de personnes charitables et des établissements qui sont venus à son aide. Son grand-père maternel a été *tout à fait fou*, suivant le docteur d'Astros ; il était habituellement d'une gaieté qui ressemblait à celle de l'ivresse ; un de ses oncles maternels a présenté les mêmes caractères ; une de ses cousines germaines s'est jetée une fois dans un puits, et, quoique paraissant *très sensée*, elle est sujette à des accès qui *assombrissent son caractère* et la *portent au suicide*.

Vers l'âge de trois ans, l'inculpé aurait été atteint, d'après ce que dit sa famille, d'une maladie très grave, de nature cérébrale, lui ayant laissé une déviation de la figure. A dix ans environ, il quitte un jour la maison paternelle, vient à Cabriès, chez le curé de ce village, va à Marseille et retourne à Aix, sans que l'on ait jamais pu savoir le motif qui l'avait fait agir. Il déclare aujourd'hui avoir volé une pièce de 20 francs au curé de Cabriès. Il s'accuse également d'un vol de 100 francs environ, commis, vers l'âge de dix ans, chez un marchand d'Aix où il était employé. Cet argent lui aurait servi en partie à acheter des friandises, mais jamais personne dans sa famille n'a connu ces deux vols, et les personnes volées regardent la chose comme impossible.

Sa mère, voulant le destiner à l'état ecclésiastique, se trouva très heureuse d'obtenir son placement gratuit au petit séminaire d'Aix. Il y entra d'abord comme externe, puis en qualité de pensionnaire. Il y a été élevé depuis l'âge de douze ans environ ; il faisait cette année sa classe de rhétorique. Quelques personnes, qui l'ont connu avant et après son entrée au séminaire, lui ont toujours vu un *caractère bizarre*, *léger*, faisant des *grimaces* aux passants, ayant l'air de se moquer d'eux, sa conversation étant celle d'*un enfant*, sans la *moindre consistance*. Il lui arrivait assez souvent, dans la nuit, de pousser des *hurlements*, des *cris affreux* ; ses parents venaient alors le calmer, en lui disant de ne pas avoir peur. On l'a vu quelquefois, il y a deux ans environ, s'enfermer dans sa chambre, proférer des *jurements* et contrefaire les cris de tous les marchands ambulants de la rue. D'autres fois il se livrait à des *emportements non motivés*, renversant les meubles qui étaient devant lui. Un des témoins a déclaré que ses idées n'étaient jamais *suivies*, et qu'il l'avait toujours considéré comme ayant une *organisation incomplète*.

Dans le séminaire, sa conduite, assure-t-on, a toujours été excellente ; on n'a jamais eu à lui faire le moindre reproche pour des actes d'immoralité et d'irréligion ; on le savait *triste*, *rêveur*, *mélancolique*, d'une *grande faiblesse* de caractère, montrant des scrupules *exagérés*, paraissant quelquefois *bizarre*, souvent *inconstant* dans ses déterminations ; mais il était très pieux, très docile et très soumis à ses chefs ; il était capable de donner de bons conseils aux autres ; il émettait au besoin des avis sages et éclairés. Là, comme dans le monde, on a remarqué en lui des *manières enfantines*. D'une sensibilité excessive, même *féminine*, il était très reconnaissant des bontés que l'on avait pour lui, le témoignant d'une manière *très empressée*, étant toujours *très aimant et très caressant*. Il éprouvait le besoin d'être *gâté* et *aimé*. Il était *bizarre*, d'une *imagination exaltée et inconstante*, les *idées* et les *projets* les plus opposés se succédant quelquefois dans son esprit. Son intelligence pour les études était ordinaire, satisfaisante.

Par suite, soit de la faiblesse remarquée dans son caractère, soit de ses scrupules peu raisonnés, soit du besoin où il était de recourir constamment aux conseils de ses supérieurs pour une foule de ses actions, on avait hésité longtemps à le revêtir de l'habit de prêtre ; on le renvoyait d'une époque à l'autre : ce qui l'inquiétait beaucoup, l'attristait et le rendait bien malheureux, à en juger par des lettres qu'un prêtre, de ses parents, lui écrivait pour le rassurer sur son avenir et pour lui faire prendre patience. Cependant sa piété et sa conduite générale ne laissant rien à désirer, on l'autorise à prendre la soutane à l'occasion des fêtes de la Noël 1856.

Jusque-là on avait remarqué en lui, dans le séminaire, aucun signe certain d'aliénation mentale ; un des témoins dit qu'il n'avait pas l'esprit altéré, mais qu'il se faisait toutefois remarquer, dans les récréations, par des *actes d'originalité*. Il avait un air *rêveur, préoccupé* ; il quittait quelquefois *brusquement* ses amis au milieu d'une conversation. Un autre témoin déclare qu'il n'était pas en démence, mais qu'il *commettait des actes d'excentricité*.

2. *Faits observés après la prise de la soutane.* — Le docteur

d'Astros déclare l'avoir soigné, il y a six mois environ, pour une maladie nerveuse, convulsive, simulant l'épilepsie. Trois mois après, vers le mois de mars ou d'avril, il le soigna pour un érysipèle grave de la face et du cuir chevelu ; il survint *un grand délire* qui se calma sous l'influence d'abondantes hémorrhagies nasales. La maladie guérit en vingt jours environ, mais depuis cette époque il continua à souffrir de la tête et à se plaindre fréquemment d'une douleur vers la région frontale.

Après cette maladie, on vit *ses scrupules* ordinaires augmenter, *sa tristesse* devenir plus grande. Il s'opéra un changement notable dans sa conduite ; il mit de la *négligence* dans l'accomplissement de ses devoirs religieux ; il était *plus distrait* et *plus taciturne* ; il causait souvent pendant l'étude, et il paraissait plongé dans une grande *préoccupation*. Il allait fréquemment raconter à M. le supérieur ses peines et ses chagrins. Il se confessait comme d'habitude, mais il *ne communiait plus* aussi souvent qu'autrefois. On pensait généralement que, s'il ne communiait plus, c'était par suite d'un excès de scrupules.

Le 25 mai, ayant à faire une composition philosophique sur Jeouffroy, on fut étonné de trouver, dans sa copie, des phrases pleines d'exaltation contre les mystères de la religion ; on lui en fit des reproches, sans attacher pourtant une grande importance aux idées singulières qu'il avait émises. Mais deux jours après, le 27, on trouva, dans le dortoir, une lettre de lui qui surprit étrangement ses supérieurs. Cette lettre était censée écrite à un complice du dehors qui devait favoriser ses desseins. La voici :

« Vous devinez ce pourquoi je vous écris. Vous pouvez donc
» m'envoyer par le porteur de cette lettre l'arme que je vous
» ai demandée. Prenez soin qu'elle soit bien acérée, car il est
» important pour moi de réussir, je ne crois pas échouer. J'ai
» prévu l'endroit où je rencontrerai seul ce scélérat de papiste
» et je vous assure qu'il aura beau jeu. Ces monstres ! ils me
» faisaient avaler tout ce que bon leur semblait ; mais je sais
» cela, j'espère, et je ne croirai que ce que je voudrai ! je

» compte donc sur votre bonne complaisance. Vous savez le
» jour et l'heure, et l'endroit où vous devez m'attendre après
» mon heureux coup. Prenez soin d'avoir les habits et tout ce
» qui est nécessaire pour ma fuite.

» Ah! je vous assure sur mon âme qu'il aura beau jeu le
» coquin de papiste, le tyran! et si les autres papistes faisaient
» quelque chose pour me retenir, je vous jure qu'ils tomberaient
» roides à mes pieds. — Je ne vous en dis pas davantage.....
» vous savez qui vous parle.

» *P. S.* J'oubliais de vous dire d'avertir ce bon M. le pas-
» teur N .... et de l'abjuration que je ferai où il voudra de toutes
» les sornettes dont on m'a rempli l'esprit. »

On lisait sur l'adresse de la lettre : « Vous savez où il faut la
» porter..... et au plus tôt. »

Le lendemain du jour où cette lettre était tombée entre les
mains des supérieurs, Louis disparut, sans qu'on pût savoir de
toute la journée ce qu'il était devenu. On alla le chercher jusque
chez sa mère; mais le soir on le trouva blotti sous un escalier,
dans une espèce de bûcher où il avait passé douze à quatorze
heures sans manger. Il ne sortit de ce trou qu'après de longues
et pressantes exhortations. On se demanda à cette occasion, si
cette action déraisonnable était le résultat d'une *sorte de confusion et de honte* d'avoir écrit cette lettre, ou si c'était simplement par *faiblesse d'esprit*. Quoi qu'il en soit, il resta dès lors
démontré qu'il ne pouvait plus se faire prêtre; mais comme
on le voyait pieux, qu'il était sans ressource et qu'il paraissait
avoir du goût pour la vie monastique, on lui conseilla d'entrer
dans la communauté des frères de Saint-Jean-de-Dieu, ce qu'il
sembla accepter de grand cœur pour l'époque des vacances de
la fin d'année.

Un fait qu'il s'agit maintenant de bien établir, c'est l'amour
que Louis avait conçu depuis quelque temps pour le jeune
Charles, celui qui a manqué périr sous ses coups. Il lui arrivait depuis quelque temps de faire diverses questions sur ce

jeune homme, paraissant s'intéresser à lui, demandant s'il travaillait bien dans sa classe, disant sans peine à ses camarades qu'il était joli garçon, qu'il paraissait avoir bon caractère, qu'il était à sa convenance, qu'une liaison avec lui remplirait ses désirs. Il cherchait toutes les occasions pour se trouver avec lui, pour lui parler et pour lui dire qu'il voudrait bien devenir son ami intime. Il se privait quelquefois de son pain du goûter pour le lui donner. Charles, regardant cela comme *une faiblesse d'esprit*, s'en moquait avec ses autres camarades ; il n'y attachait aucune importance, et ne repoussait pas absolument les témoignages d'affection dont il était l'objet. Le soir, au moment du coucher, Louis entrait quelquefois dans l'alcôve de ce jeune homme ; il causait un instant avec lui ; il le chatouilla une fois pour le réveiller ; il l'embrassait quelquefois, en le quittant, sur les joues et même sur la bouche. Dans les derniers temps, il s'était mis à lui écrire, presque journellement, des lettres remplies de sentiments affectueux et exaltés, d'expressions dénotant un amour ridicule et exagéré. Un jour il se fit une piqûre au doigt pour lui écrire quelques mots avec le sang qui coulait de sa blessure ; un autre jour il lui envoya l'image de saint Jean pêchant des cœurs avec une ligne. Il avait inscrit sur l'image cette légende : *Que ne peut-on ainsi te prendre !*

Charles ne répondait à aucune de ses lettres, ce qui le contrariait beaucoup ; il n'avait, lui, de son côté, aucune sympathie pour Louis ; son caractère ne lui convenait en aucune manière. Cependant il lui fit tenir un jour un billet que nous allons bientôt faire connaître, à cause de l'importance qu'il semble avoir eue dans la dernière détermination de l'inculpé ; mais avant de passer à ce nouvel ordre de faits, établissons, d'après les diverses dépositions recueillies, que jamais l'inculpé n'a été considéré par ses camarades comme coupable de quelque acte d'immoralité. Charles ne nie pas l'attachement inexplicable dont il était l'objet, mais jamais il n'a reçu de lui des propositions déshonnêtes, jamais aucune parole immorale ou lubrique n'est sortie

de sa bouche, jamais il ne l'a vu se livrer envers lui à des gestes
et à des attouchements dénotant de mauvaises intentions. On connaissait dans le séminaire cette inclination ; le supérieur même
ne l'ignorait pas ; mais, tout en lui faisant des reproches de cet
amour ridicule, il n'y voyait, comme tout le monde, aucun
mal ; il était convaincu que ce penchant n'avait rien de honteux,
qu'il était simplement le résultat de son caractère sensible et
aimant.

3. *Faits relatifs à la perpétration du meurtre*. — Dans la
matinée du samedi 20 juin, l'inculpé ayant obtenu la permission de sortir, vient chez sa mère dans le but d'y prendre une
épée à canne qu'il savait être dans un galetas de la maison. Il
s'en empare, la met sous sa soutane et retourne au séminaire,
sans que personne lui ait vu cette arme. Il la cache dans la
paillasse de son lit. Dans l'après-midi, vers deux heures, il reçoit
un billet que Charles avait remis à un ami commun, en lui
disant que cette réponse le fera *bisquer*. Ce billet allégorique
renfermait deux cœurs entrelacés, sous lesquels on lisait : *Ils
n'en font plus qu'un*. A côté se trouvait un troisième cœur, tra-
versé par une épée, et sous lequel on lisait : *Celui-ci serait de
trop !* Vers le soir de ce même jour, Louis confie sous le sceau
du secret, à un de ses camarades, une lettre qui est remarquable par la suscription de son enveloppe et par son contenu.

1° *Suscription* : « Si à midi tu me vois avec la communauté,
» faisant comme les autres, tu me rendras cet écrit. S'il en
» arrive autrement, tu briseras le cachet et tu me liras, et tu me
» feras lire à qui bon il te semblera. Mais si j'y suis à midi, tu
» me le rendras et je me fie à ta parole. »

2° *Contenu* : « Ne me crois pas si coupable qu'on le dit.....
» Personne ne connaît mes intentions, en agissant ainsi..... Ah !
» s'il avait correspondu à mes vœux, comme nous aurions été
» heureux..... Mais je le pensais toujours..... ce serait trop de
» bonheur pour toi..... Louis !..... ce qui me consolera dans
» les fers, c'est de penser que personne ne jouira pas plus que

» moi de ce que j'ai aimé avec passion et de ce qui n'a pas voulu
» de moi.... Mais qu'importe, je t'aime et rien ne l'effacera de
» mon cœur, toi, victime de mon amour..... »

C'est, comme on le voit, quelques heures après avoir écrit
cette lettre, dans la nuit du 20 au 21 juin, vers deux heures du
matin, que Louis commet le meurtre de la manière dont il
a été indiqué. Après la perpétration du meurtre, il s'enfuit du
séminaire, ainsi que nous l'avons signalé. En arrivant chez le
commissaire de police, sans bas ni cravate, il fait connaître qui
il est, et comment il a commis le meurtre dont il s'avoue l'auteur. « Depuis deux mois environ, dit-il, une pensée homi-
» cide s'était emparée de mon esprit; j'avais cherché plusieurs
» fois à la mettre à exécution, mais diverses circonstances m'en
» avaient empêché. C'était contre un de mes professeurs que
» je voulais faire tomber mes coups. Hier seulement j'ai conçu
» le projet d'immoler un de mes camarades, celui qui était la
» personne pour laquelle j'avais le plus d'affection au monde.
» Je ne peux ni ne veux vous dire le motif qui m'a déterminé.
» J'avais pris hier toutes mes précautions ; je me suis servi de
» l'arme que j'avais depuis le matin, et que je destinais à l'un de
» mes professeurs. J'ai lutté le soir contre le sommeil et j'ai
» frappé ma victime, à deux heures, au moment où elle dormait
» profondément. Je m'étais recouché, mais les cris déchirants
» du blessé me devenant insupportables, je me suis levé et je
» suis sorti en feignant d'éprouver un besoin, et après avoir dit
» au surveillant que je ne savais pas d'où venaient ces cris. »

Plusieurs personnes de la maison avaient remarqué les changements qui étaient survenus dans sa conduite à la suite de sa
maladie, et avaient observé que ses singularités allaient en aug-
mentant dans ces derniers temps. Un des surveillants déclare
qu'il n'était plus ce qu'il était habituellement, sans pouvoir
apprécier le motif de cet état. Ces phénomènes exceptés, personne ne l'avait considéré, dans l'établissement, comme aliéné
avant la perpétration du meurtre; on regardait tout cela comme

le résultat d'un caractère bizarre, ridicule, original. Cependant
aujourd'hui M. le supérieur considère ce meurtre comme *un
incident* de la vie de ce jeune homme. « C'est le résultat, dit-il,
d'une espèce de *monomanie d'assassinat* qui a sa source dans
un grand dégoût de la vie, produit par ses peines antérieures,
ses malheurs de famille et l'incertitude de son avenir. »

4. *Faits postérieurs au meurtre.* — Le 22 juin, dans le premier interrogatoire que le juge d'instruction lui fait subir, il
avoue, comme il avait déjà fait devant le commissaire de police,
toutes les circonstances déjà connues du meurtre dont il s'est
rendu coupable. « J'avais cherché, dit-il, à peu près en ces
» termes, à me lier intimement avec Charles, parce que son
» physique me plaisait, et que son caractère paraissait me con-
» venir. J'ai essayé de lui faire comprendre mes sentiments
» pour lui à l'aide de mes paroles, de mes gestes, de ma con-
» duite et de divers billets ; je lui ai écrit dix à douze fois peut-
» être. Mes lettres contenaient beaucoup de choses ; je lui expri-
» mais mes sentiments d'amitié et mon désir de me lier avec
» lui, mais il n'y avait aucune pensée immorale, aucune expres-
» sion mauvaise. J'avais depuis longtemps le projet de tuer
» un de nos professeurs, mais celui de tuer Charles ne m'est
» venu que dans l'après-midi du 20 juin. Je ne peux pas vous
» en faire connaître le motif déterminant, c'est mon secret ;
» mais ce motif n'est pas celui que vous supposez. Je m'étais con-
» fessé trois jours auparavant, mais depuis l'Ascension je n'avais
» plus communié ; c'est depuis cette époque surtout que les idées
» d'homicide étaient venues m'obséder. Je sais très bien la res-
» ponsabilité qui pèse sur moi ; je ne crois pas être fou ; j'ai agi
» avec préméditation, et je me suis préparé à commettre le
» meurtre, bien que l'arme qui m'a servi ne fût pas d'abord
» destinée à celui que j'ai frappé. Mes professeurs n'étaient pas
» toujours très justes envers moi. Ce n'est pas par dégoût de la
» vie que je me suis livré à cet acte que je regrette aujourd'hui ;
» la foi ne m'avait pas abandonné ; je savais bien que ces projets

» d'homicide étaient un péché mortel, mais ils me venaient con-
» stamment à l'esprit. »

Le 25 juin, dans un second interrogatoire, il dit que la lettre,
trouvée dans le dortoir, est de lui, qu'il l'avait jetée à dessein
dans l'espoir de se faire renvoyer du séminaire. Cette entrevue
prétendue avec un ministre protestant était une pure supposition, ainsi que la complicité qu'il annonçait avec quelqu'un du
dehors. Il ne cessait pas d'avoir le désir de se faire prêtre, mais
il se trouvait indigne d'entrer dans ce saint ministère, à cause,
non d'une conduite immorale, mais de plusieurs faiblesses antérieures auxquelles il avait succombé, et de plusieurs infractions
à la règle qui le faisaient considérer comme trop léger pour
l'état ecclésiastique.

Le 26 juin, dans un troisième interrogatoire, il reconnaît les
avances qu'il ne cessait de faire pour s'attirer l'affection de
Charles, les visites qu'il lui faisait le soir dans l'alcôve, les
caresses même dont il a été parlé; mais il repousse tout acte
immoral, comme les attouchements supposés, ainsi que toute
pensée lubrique. « Je sentais, dit-il, pour ce jeune homme un
» entraînement qui me faisait rechercher son amitié, sans savoir
» pourquoi ; c'était un penchant sentimental, rien de plus. Je
» n'ai voulu exprimer que cela dans la lettre que j'ai écrite la
» veille du jour de l'événement. Les phrases pouvaient y pa-
» raître passionnées, il est vrai, mais il y a de bonnes et de mau-
» vaises passions, et celle que j'éprouvais n'était pas mauvaise,
» je vous l'assure. Je n'ai pas voulu le tuer, dans la crainte
» qu'il ne vînt à révéler notre liaison, attendu que je ne lui
» avais proposé rien de mauvais. Je n'ai pas eu la pensée éga-
» lement de le tuer pour l'empêcher de se perdre ; ce n'est pas
» aussi par jalousie, par suite de la réception de son billet; ce
» n'a été là qu'une cause accidentelle, et non la véritable cause
» qui m'a déterminé ; quant à celle-là, moi seul la connais, et
» je ne veux pas vous la faire connaître. »

Enfin, le 1er juillet, dans un dernier interrogatoire, il se dé-

clare l'auteur de deux vols commis vers l'âge de dix ans, et dont
il a été déjà question. Il repousse de nouveau toute pensée
immorale à l'égard de son amour pour Charles ; ses caresses
n'avaient, suivant lui, rien de lubrique ; c'était un simple témoi-
gnage d'une amitié pure. « J'avoue mon crime, dit-il, mais je
» désavoue toutes les mauvaises idées que l'on m'impute à cette
» occasion. Le mobile qui m'a poussé est mon secret. Quant à
» mon amour, je l'avoue également ; j'ai aimé ce jeune homme,
» je l'aime encore et je l'aimerai toujours. »

Dans la prison, le docteur d'Astros, ayant eu l'occasion de le
voir, en sa qualité de médecin des prisons, lui a trouvé une
conduite extraordinaire. Il causait quelquefois avec lui, mais il
était tout étonné de le voir partir quelquefois au milieu de la
conversation, sans pouvoir réussir à le retenir. Il disait à ce
médecin qu'il se passait *quelque chose d'indéfinissable* dans sa
tête, qu'il ne se sentait pas maître de lui parfois, et que, comme
on lui laissait trop de liberté, il ne pouvait pas répondre de ce
qui arriverait. M. d'Astros le regarde comme atteint de lypémanie à la fois suicide et homicide. Il lui a paru dégoûté de la
vie, disant qu'il serait bienheureux si on lui coupait la tête.

Le gardien de la prison l'a vu triste et morose le jour de son
incarcération. Au bout de quelque temps, il constata en lui des
excentricités, comme celle de se dire un jour poursuivi par un
spectre ; celle, un autre jour, de lancer des plats contre le mur,
de briser une carafe et autres objets fragiles, de couper divers
arbustes du jardin. Il s'est dit quelquefois cardinal et supérieur
à monseigneur l'archevêque. En parlant de son affaire, il disait :
On me tuera, parce que j'ai tué mon semblable, citant à l'appui
un passage de l'Écriture sainte. Sa conversation, dans la prison,
était quelquefois très suivie et très sensée, mais d'autres fois il
divaguait, poussait de gros soupirs ou gardait le silence, quand
on lui parlait. Un jour il s'est promené à grands pas dans le
corridor et ne s'est arrêté que lorsqu'il a été épuisé de fatigue
et de sueur.

D. — *Examen direct de l'inculpé.*

Le sieur Louis est âgé de dix-huit ans et demi ; il est plutôt maigre que gros ; sa taille est assez élevée ; sa tournure est celle d'un homme embarrassé dans son maintien, sans usage du monde, d'un séminariste comme on le dit vulgairement. Sa physionomie est timide, douce habituellement, mais quelquefois un peu dure, lorsqu'il fronce le sourcil et qu'il semble préoccupé. Tout le côté gauche de la figure, la bouche principalement, est le siége d'une déviation marquée ; ses yeux sont enfoncés dans les orbites ; son front est bas, peu développé. Parfois on observe sur son faciès de légères contractions musculaires ressemblant à des mouvements choréiformes. Sa peau est assez colorée ; son tempérament est nervoso-sanguin, avec grande prédominance du système nerveux. Sa sensibilité paraît excessive, le plus léger reproche le tourmente, l'irrite et l'exaspère. Il paraît disposé naturellement à s'exagérer toutes ses impressions. Il y a de la méfiance dans son esprit ; il n'est plus guère sensible aux témoignages d'affection qu'on lui prodigue, et, se croyant trompé par tout le monde, il se méfie même des lettres affectueuses que ses parents lui écrivent.

Dans les premiers jours de son admission dans l'asile, il a déchiré en divers morceaux une blouse qu'il avait apportée de la prison. Plus tard, un mois après environ, il a déchiré également une cravate et les parements d'une veste de l'établissement. Il eût déchiré entièrement ce vêtement, sans l'arrivée d'un servant, qui ne lui permit pas de continuer. Il était calme et sans excitation en ce moment. Interrogé sur cet acte, il a répondu qu'il faisait cela sans motif, sans aucun but, ne pouvant pas *s'en empêcher*, quoique sachant que c'était mal fait. On l'a vu plusieurs fois se promener avec une vitesse incroyable, marcher avec une sorte d'exaspération, faisant des gestes, levant les mains au ciel, marmottant diverses paroles, paraissant en proie à quelque cause d'irritation. Mais son état habituel est d'être pensif,

triste et préoccupé. Il communique peu avec les autres aliénés ;
il vit à l'écart, ne voulant pas se mêler *à des fous*, ni causer
avec eux. Cette singularité, remarquée au séminaire, de ne pas
être toujours très suivi dans la conversation, de quitter un sujet
pour un autre, de s'en aller au milieu d'un entretien, a été constatée dans l'asile à plusieurs reprises. On a observé en lui des
alternatives de contentement et de tristesse, poussant parfois des
rires immodérés ou souriant au milieu d'une conversation très
sérieuse, paraissant d'autres fois très abattu et en proie à une
mélancolie profonde.

Le même jour de son admission, il a eu conscience de l'endroit où il venait d'être placé ; il a compris qu'il était avec des
fous, bien que dans son quartier ne se trouvassent que quelques
aliénés et des pensionnaires assez tranquilles. « Pourquoi, me
» disait-il quelques jours après, m'a-t-on conduit dans une
» maison de fous, dans une maison où tout le monde, vous
» excepté, est aliéné et parle sans raison ? Mon raisonnement
» *clair* et *beau* doit vous faire comprendre que je ne suis pas
» fou. J'ai des *idées étranges* dans la tête, j'ai de *grands maux*
» *de tête*, mais je ne suis pas si fou que ceux qui m'ont mis
» ici. J'ai de la répugnance à me revêtir d'un linge que des
» fous ont mouillé de leur sueur *malade* et *folle*. On m'a mis
» probablement avec des fous pour me faire souffrir quelques
» mois de plus, ou bien c'est par un raffinement de cruauté,
» voulant aujourd'hui me faire respirer le grand air pour me
» rendre encore plus malheureux, en me replongeant bientôt
» dans d'horribles cachots. » Une autre fois, il me disait : « Puis-je
» me fier à quelqu'un, puisque mon avocat lui-même m'a trahi,
» ayant osé dire que j'étais fou et qu'il y avait plusieurs genres
» de folie. Je suis resté quelque temps, il est vrai, *surexcité*,
» *exalté*, *hors de moi* ; mais avoir perdu la raison, eh ! non,
» jamais, jamais je ne l'ai perdue ! »

Il s'est plaint, dès la première entrevue que j'ai eue avec lui,
de souffrir de la tête. Ces céphalalgies datent, dit-il, de l'époque

où il a eu l'érysipèle ; elles le font souffrir horriblement par
intervalles ; il ressent presque toujours de ce côté une sorte
d'embarras et de pesanteur. Il éprouve toujours, ajoute-t-il,
vers le front quelque chose d'*indéfinissable*. Bien souvent, ces
douleurs de tête l'ont rendu incapable de travailler, de lire, de
faire ses devoirs de classe ; il était obligé quelquefois, au séminaire, d'aller se coucher pour obtenir du soulagement. Sous
l'influence de ces souffrances, lui sont venues les idées *les plus
étranges, les plus extraordinaires*, des idées qu'il n'avait
jamais eues avant son érysipèle, avant sa *maladie douloureuse*
de la tête qui l'a tenu alité pendant un mois environ. Ces idées,
à leur tour, viennent augmenter étrangement les *maux de tête
énormes et terribles* qu'il endure presque continuellement. A
cela s'ajoutent quelquefois une grande fatigue de corps, une
lassitude générale, un malaise et la privation du sommeil. Pour
calmer ses souffrances, il aurait besoin, dit-il, de ne pas rester
renfermé, de respirer le grand air, de se promener dans les
champs ; il demande avec instance quelques promenades dans
les jardins, pensant que la vue seule des arbres et de la verdure
pourront le calmer ; il me supplie même de l'attacher à un
arbre du jardin, si je crains qu'il ne cherche à s'échapper. Je
lui accorde, après une dizaine de jours d'observation, des promenades journalières ; je lui fais prendre des bains tièdes ; il est
très heureux de cette faveur ; il m'en remercie avec effusion, et
il en éprouve, assure-t-il, au physique et au moral, un grand
soulagement. On lui administre parfois aussi quelques pilules
purgatives pour combattre un état opiniâtre de constipation.

A part ces souffrances physiques, ces quelques moments où
il a déchiré ses habits, ces instants d'exaspération que nous
avons signalés, certaines manières singulières et quelques alternatives de rire et de tristesse, à part tout cela, je n'ai pas constaté d'autres troubles de l'organisme, ni aucune autre manifestation extérieure d'un désordre moral ou intellectuel. Toutes
ses fonctions se font bien, l'appétit est bon, le pouls est à l'état

normal. Le système nerveux cependant paraît surexcité ; il semble éprouver ce que vulgairement on appelle des *crispations*, des *tiraillements de nerfs*, des *impatiences nerveuses*. Les mouvements observés dans les muscles de la face semblent être de même nature. Cet état, joint à son air habituel de préoccupation, lui donne parfois une physionomie étrange, que l'on ne peut décrire ni faire comprendre, mais qui m'a frappé comme annonçant quelque chose d'anormal et de singulier dans le moral de ce jeune homme. Du reste, il est calme et soumis ; il cause habituellement sans incohérence dans les idées, sans agitation, sans aucun trouble apparent dans ses facultés ; la mémoire est bonne, ses souvenirs sont parfaitement conservés ; le jugement seulement ne paraît pas très développé, ses appréciations laissant à désirer sous plusieurs rapports. Ses actions ordinaires de la vie ne sont pas désordonnées ; ce sont habituellement celles d'un homme en parfaite santé d'esprit. Il n'existe pas, en un mot, chez l'inculpé, cet ensemble de symptômes caractéristiques qui saute aux yeux de tout le monde, et qui constitue ce que le vulgaire désigne sous le nom de folie proprement dite. Cependant, sans le déclarer aliéné, les personnes qui le voient habituellement lui trouvent quelque chose de *singulier* et d'*insolite*.

En l'interrogeant longuement, dans divers entretiens, sur sa vie antérieure, sur ses pensées les plus intimes, sur ses préoccupations habituelles, sur les idées singulières qui, suivant lui, obsèdent le plus souvent son esprit, on obtient à peu près en ces termes les détails qui suivent : « A un âge moins avancé, il a eu de grandes contrariétés à essuyer ; sa famille a éprouvé coup sur coup des peines très grandes, des malheurs réels. Son moral en avait été affecté de bonne heure, ce qui l'avait rendu plus pensif que les autres jeunes gens, et lui avait inspiré une sorte d'aversion pour les jeux du jeune âge. Il était inquiet et ennuyé lorsque ses camarades étaient heureux et contents ; son esprit était toujours tendu et triste. Il le fut surtout, il y a un an ou deux, lorsque sa famille, ayant perdu le peu qui lui restait, ressentit la misère et eut à supporter les privations qui s'ensuivirent. Les fêtes de Noël de l'année dernière le rendirent heureux ; on l'autorisa à prendre la soutane ; il en éprouva une vive satisfaction. Cependant, quelque grand que fût son bonheur, il n'était pas sans scrupules, il se demandait quelquefois s'il était bien digne de porter l'habit dont on venait de le revêtir, et si, dans cette carrière, l'assistance de Dieu ne l'abandonnerait jamais. Du reste ses scrupules, dans cette occasion, n'avaient rien d'étonnant, ayant toujours été naturellement très scrupuleux dans ses rapports avec Dieu.

» Après l'érysipèle, il lui survint d'étranges idées dans la tête ; il ne pensa plus qu'à des choses extraordinaires, rêvant tantôt des richesses immenses, tantôt un pouvoir surnaturel de devenir visible et invisible à volonté, tantôt le projet de quitter sa religion, tantôt enfin le désir de se faire remarquer par quelque grand éclat. Un jour, il eut l'idée de se donner au démon, et, pour que le diable n'éprouvât aucun empêchement de venir s'emparer de lui, il se dépouilla de tous les objets bénits qu'il portait sur son corps. Un autre jour, l'idée d'abjuration le poursuivit ; il voulut se faire protestant, n'ayant plus par moments, pour sa religion, la même foi qui l'avait toujours animé. C'est cette pensée qui lui avait dicté la lettre trouvée dans le dortoir, et à la suite de laquelle il alla se cacher dans le bûcher de l'escalier. Une autre pensée, cette fois, l'avait aussi guidé ; il lui fallait de l'*extraordinaire* ; ce serait de l'extraordinaire de voir un jeune séminariste écrire et méditer une chose si étonnante ! Il ne sait pas trop pourquoi il avait été se cacher dans ce trou ; c'est que sa tête était ce jour-là dans un état de *confusion et de stupidité*, dans un état qu'il ne peut décrire, *tant il était extraordinaire*, étant resté couché sur des morceaux de bois très irréguliers, n'ayant éprouvé pendant toute la journée aucun besoin physique ni le désir de sortir de ce lieu.

» Il a toujours ressenti du plaisir pour les choses singulières ;

mais dans ces derniers temps, il y a eu exagération de ses goûts habituels, et de plus en plus il a été poursuivi par des idées extraordinaires, extravagantes. L'extraordinaire lui souriait avant tout :
ainsi parler contre la religion, dire du mal de ce qui se faisait
de bien dans la maison, changer de religion et se faire protestant, comme nous l'avons dit, c'était une tentation qui le poursuivait ; tuer quelqu'un, être jeté dans les fers, vivre dans le
bagne de Toulon, périr sur l'échafaud, c'était une pensée aussi
qui l'obsédait souvent et dont il ne pouvait se débarrasser.
D'autres fois se suicider, avaler du poison, se laisser mourir de
faim, c'était encore une pensée qui venait l'assaillir malgré lui.
L'idée de quitter entièrement le monde, d'aller s'enfermer à la
Chartreuse, à la Trappe, d'embrasser un ordre quelconque, le
dominait aussi par intervalles. Que de fois il a été sur le point
de s'enfuir, d'aller courir les champs, sans trop savoir où il
serait allé ! Le jour même de l'événement, ennuyé de l'obsession de ses idées et étant dégoûté de la vie, il déclare avoir
avalé, dans l'espoir de s'empoisonner, une substance chimique
que lui avait remise un de ses camarades ; il en prit le matin et
l'après-midi, sans réussir à se faire du mal. Enfin mille idées,
des *millions* d'idées extravagantes se succédaient dans son
esprit, jusqu'à celle quelquefois de se revêtir d'un habit de
cardinal, ou de s'habiller en femme, et d'aller se promener
dans cet accoutrement.

« Une autre pensée, tout aussi extraordinaire que les précédentes, l'absorbait depuis un certain temps, c'était celle d'aimer avec passion le jeune Charles, un de ses camarades. Son
physique lui avait plu, ses manières lui avaient convenu, toute
sa personne lui avait inspiré de la sympathie. Il sentait pour ce
jeune homme un *entraînement irrésistible*, épiant le moment
de le voir et de lui parler, cherchant à s'attirer ses bonnes
grâces, lui témoignant en toute occasion le désir de se lier avec
lui. Il continue à l'aimer, malgré tout ce qui est arrivé ; une
de ses douleurs d'aujourd'hui, c'est de penser qu'il est détesté,

haï, exécré par celui qu'il a tant aimé avec passion. Pourquoi cet amour ? On le lui a demandé un million de fois, on le lui demande à chaque instant, il se le demande à lui-même ; mais il ne peut pas s'en rendre compte, il ne peut pas se l'expliquer. C'était quelque chose d'*entraînant*, de *forcé*, d'*involontaire* ; c'était *un amour violent, très ardent*, un amour tel que jamais personne n'en a éprouvé de pareil. Cet amour le maîtrisait aussi absolument que d'autres fois cette foule d'idées singulières qui lui venaient si souvent à l'esprit.

» On a supposé à cet amour un but affreux, infâme, horrible ; on se trompe : jamais une pensée de cette nature n'est entrée dans son esprit ; il ne pouvait pas l'avoir, ignorant même que l'homme fût capable de pareilles horreurs, n'ayant appris qu'en prison en quoi consistait l'acte infâme que l'on suppose avoir été le mobile de sa passion. Il repousse avec indignation les accusations de ce genre. La justice, dit-il, regarde cela comme évident, comme démontré ; c'est faux, complétement faux. Jamais, dans ses entretiens avec Charles, il n'a laissé échapper une parole équivoque, jamais il ne lui a proposé des choses honteuses, jamais il ne s'est livré envers lui à quelque geste indécent. Il lui écrivait avec passion, il recherchait sa société, il l'embrassait même quelquefois, mais sans autre but que celui d'une amitié pure, celui d'en faire, autrement dit, son ami intime, et de l'aimer comme un frère. La vérité, assure-t-il, c'est que jamais aucune pensée lubrique n'est venue en lui dans ses rapports avec ce jeune camarade.

» Ces mille idées extravagantes qui arrivaient dans son esprit le jetaient dans un état *affreux, horrible, infernal*. Il ne pouvait plus travailler quelquefois, tant elles étaient *dominantes* et *pénibles*, tant était grande la *confusion* dans laquelle elles plongeaient ses facultés. La nuit il faisait des rêves épouvantables, il s'éveillait fréquemment, croyant voir devant lui le démon qu'il avait invoqué maintes fois, pour *se donner à lui*, croyant entendre un bruit qui approchait de son lit, s'imaginant que l'on venait l'épier pendant son sommeil, entendant parler, voyant même quelqu'un s'enfuir au moment de son réveil ; tout cela l'agitait beaucoup et le rendait bien malheureux ! Ce qui le troublait aussi étrangement, c'était de voir qu'il n'était plus *le même*, que ses sentiments de piété *s'affaiblissaient* de jour en jour ; il éprouvait dans l'exercice de sa religion des *distractions* qu'il n'avait pas autrefois ; il n'était pas même *recueilli* au moment le plus solennel de la messe ; sa foi n'était plus *aussi profonde ;* les plus *grands doutes* venaient l'assaillir malgré lui, malgré les efforts qu'il ne cessait de faire pour les chasser de son âme. En servant la messe, il tremblait d'avoir de pareilles idées, il aurait voulu quelquefois en ce moment que la terre s'entr'ouvrît pour l'engloutir. Il finit par ne plus s'approcher de la sainte table, tantôt à cause des préoccupations qui l'absorbaient, tantôt par suite de l'altération que ses croyances subissaient par intervalles, tantôt enfin parce qu'il s'en croyait indigne, ne jugeant pas compatible avec ce saint sacrement les idées d'homicide et autres pensées singulières qui se reproduisaient en lui si fréquemment et avec tant de ténacité. Il repoussait sans cesse, sans relâche, ces idées ; mais sans cesse ces idées reparaissaient en lui et le plongeaient dans un état de souffrances inouïes, que personne au monde n'a jamais endurées et n'endurera jamais.

» Pendant quelque temps, quand ses idées arrivaient, il a éprouvé du soulagement, en allant se jeter aux pieds de son confesseur, en lui confiant toutes ses pensées, en lui ouvrant toute son âme, en lui demandant les consolations dont il avait besoin. Il en retournait plus calme, moins troublé, mieux disposé à chasser les idées singulières qui le rendaient si malheureux. Il allait voir fréquemment aussi M. le directeur du séminaire ; il en était parfaitement accueilli ; il lui faisait également ses confidences et il en recevait de bons conseils, soit pour les scrupules exagérés qui le tourmentaient, soit pour *l'état indéfinissable* dans lequel se trouvait son moral. Cette situation

lui inspirait par intervalles tant d'inquiétudes qu'il ne sait ce
qu'*il aurait fait* pour se débarrasser de l'obsession de pareilles
idées. Dans ses prières, il demandait à Dieu de faire cesser ses
tourments, il se recommandait à la sainte Vierge, il invoquait
l'intercession de divers saints ; il faisait des neuvaines ; il avait
recours, en un mot, à toutes les supplications que la religion
commande : mais c'était inutile, il n'obtenait jamais qu'un soulagement momentané, voyant revenir ces sortes d'idées avec le
même empire, la même domination, malgré ses prières et les
sages avis qu'il recevait de ses supérieurs. Sa foi en était de plus
en plus *ébranlée* ; il se demandait déjà quelquefois, en se déso-
lant, pourquoi Dieu l'abandonnait ainsi et le soumettait à de si
rudes épreuves.

» Après la scène de la lettre contre les papistes, il fut très
attristé de voir qu'il lui serait impossible de poursuivre la vocation qu'il croyait avoir pour le ministère ecclésiastique ; il fut
très malheureux de la résolution que l'on avait prise à cet
égard dans le séminaire. Mais les conseils paternels qu'on lui
donna à cette occasion semblèrent le ramener dans une meilleure voie ; il les comprit, il en remercia ses chefs, et, complétement résigné à ce que l'on exigeait de lui, il fut satisfait de
la proposition qui lui fut faite d'entrer dans la communauté des
frères de Saint-Jean-de-Dieu. Ce calme ne fut pas malheureusement de longue durée ; il retomba bientôt dans les mêmes
tourments et dans les mêmes perplexités, les idées les plus
étranges venant encore l'assaillir, mais l'idée d'homicide surtout
devenant plus prédominante que jamais, sans avoir un but
déterminé, sans trop savoir contre qui il chercherait à la mettre
à exécution. La pensée de tuer un des professeurs du séminaire
l'avait quelque temps poursuivi. Il n'avait aucun projet arrêté
lorsqu'il est sorti, dans la matinée du 20 juin, pour aller chercher l'arme qu'il est venu cacher dans son lit ; il y était allé
sous l'influence de ses idées générales d'homicide, mais sans
détermination prise de s'en servir le même jour, et surtout de

s'en servir contre son meilleur ami. C'est dans l'après-midi, après avoir reçu de Charles ce billet symbolique, qui était le signe d'une sorte de mépris, que, se trouvant plus malheureux et froissé dans ses affections, il conçut tout à coup l'idée de le tuer avec l'arme qui était à sa disposition. Il n'eut plus dès lors que cette unique pensée ; il en fut obsédé jusqu'au soir ; il écrivit la lettre passionnée où il se reconnaissait l'auteur du meurtre projeté, et, sans redouter les peines qu'il allait encourir, il ne pensa plus qu'à son projet jusqu'à l'heure fatale de sa perpétration.

» Le froissement qu'il a éprouvé a bien été pour quelque chose dans cette dernière et funeste détermination ; mais ce mobile n'a été que secondaire ; il ne se serait jamais porté à un acte si épouvantable pour si peu de chose sans les noires préoccupations de son esprit, sans ses idées habituelles d'homicide, sans cette obsession incessante de choses extraordinaires qui le rendait si malheureux, et dont sa tête ne pouvait se débarrasser. En vérité, aucun motif ordinaire ne l'a poussé à cet acte funeste ; il n'a obéi, en définitive, qu'à cette pensée de se faire remarquer, qu'à cet amour de l'extraordinaire qui ne lui laissait plus de repos. Il a voulu tuer son ami, parce que ce meurtre serait plus étonnant que tout autre ; mais il aurait tué probablement un jour un des professeurs, sans le billet qui vint fixer ses idées sur Charles.

» Ce mobile secret, dont il a parlé à ses juges et qu'il a refusé de révéler, n'a jamais existé ; il voulait alors, en parlant ainsi, aggraver sa situation et faire supposer un motif réel au crime dont il s'était rendu coupable ; mais ce qui l'offense aujourd'hui, c'est de voir que l'on ait imaginé, à cause de ses réticences sur ce point, un mobile aussi infâme que celui dont on l'accuse. Son amour n'avait rien que d'avouable ; il ne s'en était jamais caché, et il ne pouvait craindre en aucune manière que cet ami ne vînt à l'accuser de choses qui n'étaient jamais entrées dans son esprit.

» Cet acte de meurtre, qui paraît si monstrueux, n'est pas de sa part un acte de méchanceté. Lui dont le caractère est si doux, si aimant, si paisible ; lui qui aimait généralement une personne dès qu'il la voyait, dès ses premières relations ; lui qui ne voulait jamais faire de mal à personne, s'il a eu des idées d'homicide, s'il s'est porté à cet acte épouvantable envers son meilleur ami, c'est plus qu'*extraordinaire*, c'est *incompréhensible*. Détester le mal et être *obligé* d'en faire, c'est terrible ! Du reste, tout cela n'a pu arriver que par la permission de Dieu. Il était heureux autrefois dans le séminaire ; il n'avait jamais que de bonnes pensées ; sa foi était plus fervente ; ses prières étaient exaucées, et sa félicité avait été à son comble lorsque, ayant été revêtu de l'habit de prêtre, il avait vu un si bel avenir s'ouvrir devant lui. On l'aimait dans le séminaire, on le consolait dans ses moments d'affliction, on lui donnait des témoignages incessants d'intérêt et d'amitié. Pourquoi cette situation a-t-elle changé ? Pourquoi son âme s'est-elle abandonnée à ces mille idées singulières qui l'ont tourmenté et qui le tourmentent encore ? Il est resté longtemps sans pouvoir se l'expliquer, mais aujourd'hui il voit clairement que Dieu l'a abandonné, qu'il a voulu le punir, bien que rien en lui ne semble justifier un pareil châtiment. Il ne prie plus aujourd'hui parce que Dieu ne l'écoute plus ; il ne regarde pas comme utile d'entendre la messe, il n'a plus rien à espérer de ce côté, il veut rendre à Dieu l'abandon qu'il en a reçu. Les hommes l'ont également abandonné : ceux qui l'aimaient le détestent, les lettres qu'il reçoit n'expriment plus la vérité, ou ne lui donne que de faux témoignages d'amitié ; ses parents même ne l'aiment plus et n'éprouvent que de la répulsion pour lui. Il ne veut recevoir la visite de personne, d'abord parce qu'il n'a plus de vrais amis, ensuite parce que ces visites le feraient souffrir horriblement en lui rappelant un temps de bonheur qui n'existe plus pour lui ; il n'espère plus rien : le ciel, la terre et l'enfer se sont conjurés contre lui.

» Puisque tout le monde le suppose capable d'avoir médité l'infamie dont on l'accuse envers Charles, et que l'on persiste dans cette accusation, malgré ses dénégations, ses protestations et l'absence de toute preuve à cet égard, que l'on se hâte de le punir, de lui faire endurer les souffrances les plus atroces; il les supportera avec courage, quoique indigné de mourir sous le coup d'une exécration pareille. Il ne se regarde coupable qu'envers Charles, non pour l'avoir aimé, mais pour avoir cherché à attenter à ses jours. Il comprend que, sous ce rapport, il mérite un châtiment. Un de ses rêves aujourd'hui serait de mourir de la main de celui qu'il a tant aimé et qu'il aime encore avec passion. « Oui, je t'aimais, mon Charles! oui, je » t'aimais! dit-il dans une lettre; mais que m'importait que tu » ne m'aimasses pas, *j'avais une puissance en moi-même* qui » m'y obligeait, et je ne pouvais y *résister...* A présent, quoique » tu me détestes, quoique tu m'abhorres, quoique tu ne m'aies » pas pardonné, je t'aime... oui, je t'aime en quelque sorte mal- » gré moi. Ce que j'ambitionne, c'est que tu viennes me percer » le cœur; c'est de mourir de tes mains en disant : Charles est » vengé. Mais ce serait trop de bonheur pour moi, je ne peux » pas même espérer une fin aussi douce. »

» Quand il pense à ses malheurs, quand il considère que Dieu ne l'écoute plus et que c'est par sa volonté que les idées d'ho- micide sont arrivées dans son esprit, il éprouve en lui quelque chose d'*extraordinaire*, des moments de *surexcitation*, des *convulsions intérieures indicibles*. Tous ses nerfs, tout son corps, dit-il, sont en *mouvement*. C'est par un excès extraor- dinaire de cruauté que Dieu permet qu'on lui écrive, que l'on vienne demander à le voir; il veut mettre le comble à ses dou- leurs en permettant qu'on lui rappelle les suavités qu'il a per- dues à tout jamais. Dieu l'a mis dans un tel état, que lorsque quelque extravagance lui passe par la tête, *il faut qu'il la fasse* sans pouvoir plus y *résister*. L'avoir mis dans cette position, n'est-ce pas de la cruauté? Il ne sait pas comment sa tête est *bâtie* depuis quelque temps, comment elle est *fabriquée* ; elle *travaille* toujours, elle fait toujours *du chemin* ; par moments il est tranquille et par intervalles il ne sait pas ce qu'*il fait*, ce qu'*il doit faire* et à quoi *il pense*. Quand il fait des gestes et des contorsions avec ses bras, ce sont des convulsions intérieures qui, en l'agitant, le poussent à faire ces mouvements. Que de fois il a en lui une impulsion qui lui dit de faire du mal ! Il le ferait, s'il le pouvait. Oh ! cet état est si affreux qu'il en perdrait la raison, s'il pouvait jamais la perdre ! »

Tel est le dire de l'inculpé, telles sont en substance les pensées qu'il m'a communiquées et que j'ai pu recueillir dans les nombreux entretiens que j'ai eus avec lui. L'ayant ramené souvent sur le même sujet, j'ai toujours obtenu les mêmes réponses ; il n'a jamais varié dans son récit, et il m'a toujours parlé avec assurance, paraissant rempli de sincérité et pleinement convaincu de ce qu'il racontait. Les diverses lettres qu'il a écrites dans l'asile exprimaient les mêmes pensées. On s'est aperçu qu'il ne faisait que très rarement ses prières avant de se coucher ; il n'a pas demandé à aller à la messe ; il a fini seulement par s'y rendre comme les autres, après lui avoir exprimé l'étonnement que m'inspirait sa conduite ; mais je me suis assuré qu'il n'y était nullement attentif, regardant d'un côté et d'autre avec distraction, ne suivant pas l'office divin, y assistant en définitive sans la moindre ferveur. Dieu ayant été cause de ses malheurs, l'ayant complétement abandonné, il regarde, répète-t-il souvent, comme inutile désormais de le prier. Plusieurs personnes ayant demandé à le voir, il a refusé avec obstination de se rendre au parloir, disant que l'on ne vient le visiter que pour se moquer de lui, pour le rendre plus malheureux. Tout le monde, sa famille même, l'a voué à l'exécration, pourquoi viendrait-on le voir ? Ses sœurs lui ont écrit des lettres remplies d'affection et de consolations, mais ces bonnes paroles sont feintes, ajoute-t-il constamment, elles n'expriment pas la vérité, et il ne veut pas y répondre. Il a écrit une seule fois à ses parents pour demander des chemises et un vêtement, les suppliant de ne pas l'abandonner jusqu'au point de lui faire faute de ce qui lui est absolument nécessaire.

J'ai cherché quelquefois à combattre sa manière de voir, à lui faire sentir que ses idées étaient fausses, que ses parents ne l'avaient pas abandonné et qu'il ne pouvait pas supposer surtout qu'il pût y avoir de la cruauté dans les desseins de Dieu. Il m'écoute alors avec incrédulité, n'ajoutant aucune foi à mes paroles, paraissant se méfier de moi et ayant l'air de me croire de connivence avec ceux qui veulent le tromper. Un aliéné de sa division, capable de donner de bons conseils de piété et de morale, m'a dit quelquefois : « C'est inutile de lui donner de bons avis, il ne les écoute pas, il n'écoute que ce que lui dit son imagination. » Je l'ai exaspéré et j'ai vu une indignation naturelle se peindre sur sa physionomie chaque fois que, feignant un moment de me méfier de lui, je paraissais douter de ce qu'il me racontait et ajouter quelque confiance à l'infâme accusation qui pèse sur lui. Il m'a dit bien souvent : « Personne ne me croit plus ; je suis un objet d'horreur pour tout le monde ; qu'y faire, puisque Dieu l'a voulu et que toutes mes protestations restent sans effet ! On ne réussira jamais à me faire dire des choses fausses, à me faire avouer coupable de ce qui n'est jamais entré dans mon esprit ; la galère, les tortures, l'échafaud, ne me forceront jamais à dire autre chose que la vérité. » Il me demande souvent avec instance de le faire ramener à la prison, de le faire renvoyer à Aix, où il sera plus mal qu'ici, il est vrai, mais où il sera plus près de ses bourreaux qui l'ont voué à l'infamie et à l'exécration. Pourquoi ne l'a-t-on pas condamné la première fois ? C'est, dit-il, pour faire durer ses tortures et son supplice. Cette fois, quand on le jugera, il se promet de ne répondre à aucune question, regardant comme inutile de se disculper, de combattre l'infamie dont on l'accuse. D'autres fois, dans ses moments d'exaspération, il dit au contraire qu'il lui faut un jugement extraordinaire, comme il n'y en a jamais eu, qu'il s'expliquera avec la plus grande franchise, qu'il dira aux juges tout ce qu'il pense de leur cruauté, qu'il sautera même sur son avocat pour lui fermer la bouche, s'il a l'air de vouloir parler et de le défendre.

Cependant je l'ai vu assez souvent plus calme dans ses idées, plus disposé à écouter mes avis, ne revenant pas complétement de ses erreurs, mais paraissant ébranlé dans ses conceptions, retournant à ses croyances religieuses, regrettant plus que jamais d'avoir perdu tant de bonheur. Il disait alors qu'il avait bien dormi, que sa tête lui faisait moins de mal, qu'il éprouvait un grand soulagement. Ces bons moments, ces journées de bien se sont multipliées davantage dans le second mois de son séjour; j'ai vu également sa constitution physique devenir meilleure, ayant engraissé beaucoup et ayant pris un air de santé qui ne laisse rien à désirer. Néanmoins ces rémissions du côté du moral n'ont jamais été durables; j'ai toujours vu revenir très rapidement ses inquiétudes habituelles.

E. — *Considérations médico-légales sur les faits qui précèdent.*

Ces considérations, ayant pour but de nous amener à une juste appréciation de l'état mental de l'inculpé, doivent porter sur ses antécédents de famille, sur son enfance et sa jeunesse, sur son existence de séminariste, sur ses premiers pas dans la carrière ecclésiastique, sur sa manière d'être dans les derniers mois qui ont précédé l'événement, sur sa situation au moment de la perpétration du meurtre, sur l'époque qui a suivi son incarcération; elles doivent porter en définitive sur toutes les phases de sa vie. En appréciant son état mental à ces diverses périodes, j'arriverai naturellement à résoudre les questions médico-légales faisant l'objet de la mission qui m'a été confiée par M. le président des assises.

1° *État mental de l'inculpé jusqu'à la prise de la soutane.* —

L'historique des antécédents de l'inculpé renferme un premier fait qui mérite tout d'abord de fixer notre attention. Il y a eu des aliénés dans sa famille : trois parents du côté maternel, un aïeul, un oncle et une cousine, ont donné des signes d'aliénation mentale. On ne devient pas nécessairement aliéné quand cette circonstance héréditaire se présente, comme on peut le devenir sans que cette prédisposition existe dans la famille ; mais plus j'avance dans ma carrière, plus j'acquiers la conviction, tant les faits se multiplient devant moi, du rôle immense que joue l'hérédité dans la production de la folie. Ce n'est qu'une cause prédisposante, pouvant rester latente pendant de longues années, même pendant toute la vie ; mais cette cause est susceptible de se réveiller et de favoriser l'explosion du délire, si à un état originel de cette nature vient se joindre une influence accidentelle, comme celle d'une maladie cérébrale ou d'une perturbation morale de quelque puissance. Il arrive même quelquefois que cette prédisposition est si grande, que la maladie éclate d'emblée, à un certain âge, à l'occasion du plus léger motif ou sans aucune nouvelle circonstance étiologique.

Les individus qui naissent dans ces conditions ne sont pas seulement prédisposés à la folie, ils le sont aussi à d'autres affections cérébrales, aux convulsions dans le jeune âge, à l'épilepsie, à l'hystérie, à la plupart des maladies du système nerveux. La plus grande liaison existe entre les diverses maladies des centres céphalo-rachidiens ; elles s'engendrent mutuellement, les affections mentales pouvant donner lieu à l'idiotie et à l'épilepsie par exemple, comme celles-ci être suivies de folie chez les descendants. Un état originaire de cette nature constitue une prédisposition pathologique incontestable du côté du cerveau. Louis se trouve dans ce cas, ce me semble, à un degré très prononcé. Vers l'âge de trois ans, il a eu une maladie cérébrale dont sa figure porte les traces ; elle était probablement de nature convulsive, à en juger par la déviation que nous avons signalée et qui frappe tous les regards. Plus tard, vers une époque assez rapprochée de celle qui l'a jeté en prison, il a été pris d'une autre maladie nerveuse où l'on a observé des attaques épileptiformes ; enfin, dans ces derniers temps, un érysipèle étant survenu, la tête s'est prise et le délire s'en est suivi.

Ce jeune homme est né évidemment avec un organisme cérébral disposé à subir des altérations d'une nature diverse. Ces altérations sont arrivées : les deux premières, marquées par des convulsions, ont porté principalement sur les mouvements ; la dernière a atteint l'intelligence, et présente à cause de cela un intérêt tout particulier. On verra bientôt que, dans cet érysipèle, le délire a été plus que sympathique ; mais l'eût-il été simplement, qu'il n'en aurait pas moins son importance. Cette facilité à délirer que présentent certaines personnes au milieu d'une maladie fébrile accuse, dans la plupart des cas, suivant moi, une faiblesse cérébrale originelle, se traduisant souvent plus tard par un dérangement plus durable des facultés. Les affections cérébrales, arrivant chez les individus prédisposés, augmentent à leur tour la faiblesse des centres nerveux et laissent après elles une disposition de plus en plus grande à la production de nouvelles maladies du système cérébro-spinal. A l'influence héréditaire vient alors se joindre la prédisposition accidentelle laissée par les maladies de cette portion de l'organisme.

La preuve de l'existence d'une prédisposition réelle chez l'inculpé se trouve dans les particularités qui ont été observées dans son moral pendant son enfance, et surtout pendant sa jeunesse passée au séminaire. Il y donne, il est vrai, de bons exemples de piété, sa conduite y est excellente ; mais on reconnaît en lui une faiblesse excessive de caractère, des manières enfantines, des bizarreries diverses, de l'incertitude dans ses déterminations. Les plus grands scrupules naissaient dans son esprit pour l'exercice de ses devoirs religieux ; son imagination s'exaltait facilement, tantôt pour une chose, tantôt pour une autre, sans aucune fixité dans les idées ; il était d'une sensibilité outrée, *féminine*, comme on l'a dit ; s'impressionnant facilement, aimant à être aimé et caressé comme un enfant ; il se livrait durant les heures de récréation à des actes excentriques, que la plupart de ses camarades avaient remarqués. Pendant les vacances, plusieurs personnes avaient également constaté ses bizarreries, sa légèreté de caractère, le peu de consistance de sa conversation, et, plus que cela, des hurlements pendant la nuit, des emportements non motivés, parfois un défaut de suite dans les idées, et divers actes qui n'étaient plus de son âge, comme celui de faire des grimaces aux passants, de proférer des jurements et de simuler les cris des marchands de la rue. La réputation, dans un séminaire, d'être trop scrupuleux, est déjà un fait bien significatif ; il ne l'est pas moins celui de cette hésitation, de la part de ses maîtres, à lui faire prendre la soutane : cette seule circonstance, sa piété étant très grande, n'indique-t-elle pas que quelque chose d'anormal semblait le rendre impropre à la carrière ecclésiastique ?

Ces particularités ne constituaient pas, il est vrai, une affection mentale ; l'inculpé n'était pas aliéné, et personne encore ne l'aurait considéré comme irresponsable de ses actes, quoique se livrant parfois à des actions qui n'étaient pas très réfléchies, et qui annonçaient déjà une certaine altération du jugement. Ces particularités cependant méritent aujourd'hui quelque attention ; on le comprendra, si l'on remarque, comme les faits nous l'apprennent journellement, qu'elles sont généralement les premières manifestations morales et intellectuelles de l'homme qui est disposé à la folie et qui est destiné à le devenir. Il est rare que l'on n'observe pas de bonne heure, lorsqu'il y a prédisposition congénitale ou acquise dans le jeune âge, des originalités de divers genres, des bizarreries, une imagination ardente, une grande légèreté de caractère, un jugement imparfait et autres phénomènes qui portent les gens du monde même à reconnaître quelque grave imperfection dans les organisations de cette nature. Ce sont des *organisations incomplètes*, comme on le dit vulgairement, comme l'a dit un des témoins en parlant du moral de l'inculpé. Les individus qui se trouvent dans ce cas peuvent rester les mêmes toute leur vie, faire leurs affaires, vivre dans la société, briller même dans le monde par suite de quelque distinction dans certaines facultés ; mais ce ne sont pas moins des êtres imparfaits qui succombent au premier choc, ne présentant qu'une faible résistance à toute cause morbide, morale ou physique, qu'ils viennent à ressentir. L'inculpé, à côté de ses défauts, avait d'excellentes qualités ; il était studieux et il suivait ses études à la satisfaction de ses maîtres ; mais ceux qui ont vécu avec lui, qui ont été témoins de ses bizarreries, oseraient-ils s'étonner aujourd'hui de ce qui est arrivé? Ne seraient-ils pas tout disposés à reconnaître qu'il était depuis longtemps sur la pente de la folie et qu'il a pu naturellement devenir un jour aliéné?

Les malheurs éprouvés dans sa famille ayant amené de bonne heure en lui de la tristesse, des réflexions pénibles et des chagrins réels, ont pu impressionner vivement son moral, aggraver sa prédisposition native et favoriser la production d'une affection mentale. Il a été triste et rêveur dans son jeune âge, comme nous l'avons vu ; il aimait la solitude, dit-il lui-même ; il se sentait malheureux à côté de ses amis, ne prenant guère part à leurs jeux et à leurs divertissements, paraissant préoccupé et pensif, lorsque ses camarades étaient heureux et contents. Cet état de l'âme, à une époque de la vie où tout est ordinairement bonheur, est une circonstance étiologique qui ne doit pas être perdue de vue. Les causes de la folie sont souvent complexes ; diverses causes morales et physiques peuvent se confondre et se trouver assez souvent réunies, au nombre de plusieurs, sur le même individu, concourant simultanément au même but, et, par cette action simultanée, déterminant plus facilement quelque perturbation dans les facultés. L'inculpé a pu être d'autant plus impressionné par ces circonstances morales de famille, qu'il était d'un tempérament nerveux très prononcé, qu'il aimait ses parents, et qu'il avait toujours eu une sensibilité exquise, féminine, comme on l'a dit. Cette sorte de tempérament le prédisposait également à la folie.

Telle a été la situation mentale de l'inculpé depuis sa première enfance jusqu'à l'époque où il a été revêtu de la soutane. Il n'était pas aliéné, puisque ses supérieurs s'étaient décidés définitivement à le vouer à la carrière ecclésiastique ; mais il était incontestablement prédisposé à la folie, à en juger par les conditions organiques de sa naissance, par les maladies cérébrales qu'il avait éprouvées, par les peines ressenties dans son jeune âge, par les particularités en définitive de son moral durant sa jeunesse. L'hésitation de ses chefs, à propos de sa vocation, est également, avons-nous dit, une circonstance des plus significatives.

2° État mental de l'inculpé après la prise de la soutane. — L'inculpé, qui aspirait depuis longtemps au bonheur d'être revêtu de l'habit de prêtre, est on ne peut plus heureux de la faveur qui vient de lui être accordée. Cette époque de Noël met le comble à sa félicité. Il continue à se montrer digne de la confiance dont il jouissait, et, tout en restant très scrupuleux, il donne de bons exemples de piété, de conduite et de soumission.

Peu de temps après, comme nous l'avons vu, survient cet érysipèle grave du cuir chevelu, qui se complique d'accidents cérébraux, et qui aurait pu se terminer d'une manière fâcheuse, sans la production d'abondantes hémorrhagies nasales qui vinrent dégorger les vaisseaux encéphaliques et dissiper l'irritation congestive dont le cerveau était devenu le siége. La déclaration de l'honorable M. d'Astros ne laisse aucun doute à ce sujet. Le délire, dans cette circonstance, n'a pas été simplement sympathique ; il a été sans doute l'expression d'une véritable maladie du cerveau qui s'est développée sous l'influence, soit de l'inflammation du cuir chevelu, par voisinage de tissu, soit de cette même cause morbide générale qui avait produit l'érysipèle. Cette complication est très commune dans les phlegmasies de cette nature ; elle est d'autant plus fréquente que les individus sont plus prédisposés aux affections cérébrales ; mais, que la prédisposition existe ou qu'elle n'existe pas, j'ai vu, dans plusieurs cas, ce délire fébrile, suite d'un érysipèle de la face, se transformer d'emblée en aliénation mentale, ou laisser après lui des traces manifestes, telles que quelques souffrances de l'organisme et certaines déviations morales plus ou moins marquées, allant successivement en s'aggravant et aboutissant graduellement à la folie proprement dite.

En effet, que voyons-nous chez l'inculpé, après la guérison de cette grave maladie ? Nous voyons des douleurs de tête qui persistent avec ténacité, qui sont tantôt vives et atroces, tantôt plus légères et semblables à une pesanteur, à un embarras de cette région. Ces douleurs sont quelquefois si pénibles, si intolérables, qu'elles rendent le travail et les études impossibles, qu'elles occasionnent un grand malaise, que le repos au lit devient nécessaire pour amener quelque soulagement. Ce phénomène, se montrant après un érysipèle et à la suite d'un délire intense, ne pouvait indiquer qu'une chose : une souffrance quelconque autrement dit de l'organisme encéphalique, un travail pathologique persistant à un certain degré dans ces centres nerveux, et pouvant aboutir, après une incubation plus ou moins longue, à une nouvelle maladie cérébrale.

En même temps ou peu de temps après, surviennent dans son moral divers changements qui rendent évidentes, d'une part l'influence de l'érysipèle comme cause productrice de la maladie qui se déclare, d'une autre part la signification des douleurs de tête, consécutives au délire. Il importe maintenant d'analyser ces changements avec soin. On le voit devenir de plus en plus exagéré dans ses scrupules ; il est plus triste que de coutume, plus taciturne que jamais ; il semble constamment préoccupé ; il est distrait dans ses études ; sa conduite est un peu dissipée ; il n'est plus un si bon modèle de soumission. Il n'était plus *le même*, dit-il lui-même ; un surveillant avoue qu'il *n'était plus* ce qu'il était habituellement, sans pouvoir apprécier son état. Cette dernière appréciation ne suffit-elle pas pour caractériser en partie la nature des changements survenus?

A ces premiers phénomènes viennent bientôt se joindre, d'après le dire de l'inculpé, divers symptômes moraux et intellectuels plus significatifs : une foule d'idées, toutes plus bizarres, plus singulières les unes que les autres, arrivent dans son esprit malgré lui, le troublent profondément et ne lui laissent plus de repos. Il éprouve un dégoût extrême pour la vie ; il est inquiet sur son avenir ; il est effrayé de la carrière qui s'ouvre devant lui par suite des singulières préoccupations qui l'assiégent. L'idée dominante en lui est celle de l'extraordinaire : se faire remarquer par quelque chose de phénoménal, par un grand crime par exemple, a de l'attrait pour lui; il y pense à chaque instant, et il est heureux de voir au bout de cela la prison, les fers, l'échafaud et la mort. D'autres idées singulières l'obsèdent également. Ce sont des milliers d'idées, dit-il, qui se succèdent en lui presque sans interruption, surtout dans ces jours de souffrance qu'il est obligé de passer au lit, et pendant les heures d'insomnie qui le fatiguent souvent pendant la nuit. Il lutte longtemps contre ces idées; il fait des efforts inouïs pour les repousser. Les conseils qu'il sollicite, les prières auxquelles il se livre, l'aident quelquefois à les combattre ou à les supporter ; mais son esprit en est maîtrisé de plus en plus, et maintes fois il se voit sur le point de succomber à l'impulsion intérieure qui lui dit d'obéir.

Ces luttes intérieures sont très communes dans la première période de l'aliénation mentale. L'aliéné dont le trouble est isolé n'obéit jamais tout de suite aux idées qui l'obsèdent; il cherche toujours en premier lieu à s'en rendre compte, et il réussit à les repousser pendant quelque temps ; mais, la maladie progressant, sa force de résistance faiblit à mesure que l'impulsion maladive s'accroît. C'est sans contredit ce qui est arrivé chez l'inculpé, comme nous allons bientôt le démontrer. Si l'obsession de ses idées était plus forte les jours et les moments de crise où il soufraitf davantage de la tête, c'est que la même cause pathologique présidait à tout cela, c'est que dans ces instants le cerveau était surexcité et qu'il y avait aggravation du travail morbide qui s'y opérait. L'état *indicible, incompréhensible, infernal, indéfinissable* dans lequel se trouvait sa tête par intervalles, exprime parfaitement la confusion qui y régnait. C'est ainsi qu'en parlent habituellement les aliénés qui conservent la conscience de leur situation et qui cherchent à expliquer ce qui se passe dans leur esprit.

Il faisait pendant la nuit, dit-il, des rêves affreux; il éprouvait des insomnies terribles. Il se réveillait souvent avec un sentiment de terreur; il voyait des spectres, des démons devant lui; il entendait des bruits; il croyait entendre parler quelqu'un qui s'approchait de son lit, et il lui semblait voir, au moment de son réveil, la personne s'enfuir. Après avoir invoqué le démon, il était effrayé de son apparition dans son sommeil. N'y avait-il là que rêve ou y avait-il hallucination? On ne peut pas le préciser rigoureusement, mais je suis disposé à croire qu'il y avait l'un et l'autre; et, comme sous certains rapports, il n'existe pas une différence extrême entre ces deux phénomènes psychologiques, je considère ces fausses sensations comme morbides, comme constituant la représentation exacte des idées noires qui le préoccupaient habituellement, et qui se produisaient sous l'influence de l'excitation cérébrale à laquelle il était en proie. L'hallucination, comme on le sait, est un symptôme très commun de l'aliénation mentale; elle se produit à toute heure, mais de préférence le soir, au moment où le sommeil va arriver; le matin, à l'instant du réveil; toute la nuit, quand il y a insomnie ou un sommeil agité.

Parmi les idées singulières qui venaient sans cesse l'assaillir et qui dérivaient la plupart de sa passion pour les choses extraordinaires, telles, par exemple, que celles d'aller courir les champs, de prendre un habit de cardinal, de s'habiller en femme, de parler contre sa religion, d'abjurer ses croyances, de se faire protestant, de se suicider, de tuer quelqu'un ; parmi ces idées, dis-je, il faut distinguer celles d'homicide et d'abjuration comme les plus dominantes, les plus oppressives, les plus terribles qu'il ait eu à supporter. Cette composition de classe où il émet, sans aucun motif réel et sans conviction, comme il assure aujourd'hui, des doutes divers contre les mystères de la religion, qu'il avait toujours aimée avec ferveur ; cette composition faite le 25 mai prouve que son esprit était alors réellement préoccupé par des idées d'abjuration. L'homicide était pour lui aussi une pensée fixe ; c'était un attrait qui l'attirait malgré lui ; la prison, les fers et l'échafaud qui devaient s'ensuivre, c'était, comme nous l'avons déjà dit, un rêve qui lui souriait et auquel il se livrait forcément. Il résiste longtemps, avons-nous dit aussi, à ce funeste penchant ; mais, vers la fin de mai, arrive quelque chose qui annonce non-seulement que cette préoccupation était réelle, mais que n'était pas éloigné le moment où il allait céder fatalement, après une lutte assez longue, à l'impulsion de ses idées maladives. Ce quelque chose est la lettre trouvée dans son dortoir.

Cette lettre, il l'avait laissée tomber volontairement dans ce lieu, pensant qu'on la retrouverait, qu'on la lirait, et que, effrayé de la nature de ses idées, on prendrait des mesures pour l'empêcher de les mettre à exécution. C'était encore sa passion de l'extraordinaire qui l'avait poussé à faire cet écrit. Il y était question, comme nous l'avons vu, d'un projet d'abjuration, d'un entretien avec un ministre protestant, d'une tentative d'homicide contre les papistes du séminaire. Cette singulière manifestation des idées qui le préoccupaient n'est-elle pas l'œuvre d'une imagination troublée, l'expression incontestable d'un dérangement quelconque dans ses facultés? Il simulait cela, dira-t-on, dans le but de se faire renvoyer : c'est possible ; il avoue lui-même qu'il eût été heureux qu'on le mît dans l'impossibilité de jamais pouvoir réaliser l'exécution de ses pensées homicides ; mais, étant dégoûté de son genre de vie, s'il n'avait eu que l'idée de sortir du séminaire, était-il naturel de s'y prendre de cette manière, et, en manifestant simplement un éloignement pour la carrière ecclésiastique, ne serait-il pas arrivé à son but avec plus de raison et plus de chances de réussir ? Les portes lui étant souvent ouvertes, n'eût-il pas été plus rationnel de s'enfuir ? Avouons que ce qu'il a fait eût été une singulière manière de quitter l'établissement, si ce but l'avait animé. Ce n'était pas évidemment son dessein ; il a agi ainsi et non autrement, parce que sa tête ne lui permettait pas de prendre une détermination plus sensée. L'événement arrivé le 21 juin prouve, en dernier lieu, que ses idées d'homicide n'étaient malheureusement que trop réelles dans son esprit.

Du reste, s'il est permis en quelque sorte de douter de la signification symptomatique de cette lettre, peut-on ne pas rattacher à la folie la scène qui suivit les explications et les reproches qui lui furent adressés à cette occasion ? Il passa toute la journée, comme on sait, dans un trou, étendu sur des morceaux de bois, gardant une position pénible et n'éprouvant aucun besoin. Il fallut les plus grandes supplications pour le décider à sortir de ce lieu. Cet acte n'est-il pas significatif à un haut degré ? Sa tête n'était-elle pas ce jour-là, comme il le dit lui-même, dans un tel état de *confusion*, de *stupidité*, qu'il agissait sans réflexion, sans trop savoir ce qu'il faisait ? Son insensibilité à la faim, à la souffrance même, puisque sa position y était si pénible, vient à l'appui de la situation morbide qu'il accuse et constitue un phénomène sensitif que l'on observe assez fréquemment dans les moments de crise de cette nature. La honte, dira-t-on encore, le retenait dans ce réduit ; mais déjà ne s'était-il pas avoué l'auteur de cet écrit et n'en avait-il pas reçu les reproches qu'il méritait ? En admettant même que ce fût ce motif, pourrait-on regarder cet acte comme raisonné, comme l'œuvre d'un esprit réfléchi et sensé ? La décision prise dès ce moment au séminaire, de le détourner de la carrière ecclésiastique prouve à elle seule combien on était peu rassuré sur son moral, quoique personne dans la maison ne fût encore disposé à le considérer comme aliéné.

A la même époque, il y avait également chez l'inculpé une passion si extraordinaire, si violente, que, tout en la considérant au premier abord comme ayant un but immoral, on est forcé, après y avoir mûrement réfléchi, à la rattacher à une action morbide de l'encéphale. Cette passion, c'est celle qui l'agitait si vivement, surtout dans ces derniers temps, envers le jeune Charles, son camarade. On comprend, jusqu'à un certain point, la sympathie qui peut se développer de camarade à camarade, l'intimité qui peut résulter d'une liaison pareille, les sentiments durables de vive amitié qui en sont la conséquence ; mais un amour aussi *ardent*, aussi *violent* que celui de l'inculpé, ainsi que lui-même le caractérise, un amour qui absorbe toutes ses pensées, qui le pousse à écrire des lettres si chaleureuses, une fois même avec le sang d'une piqûre qu'il se fait volontairement à un doigt, un amour qui persiste aujourd'hui avec le même degré d'intensité et qu'il manifeste encore avec d'ardentes protestations, ne peut s'expliquer d'homme à homme que de deux manières, soit comme le résultat de l'immoralité, soit comme constituant une conception maladive.

Un amour immoral de cette nature, s'exerçant, pour ainsi dire, sans retenue, au su même de quelques personnes de la maison, ne s'observe guère que dans les bagnes ou dans les prisons, ou chez les individus d'une grande perversité. C'est alors une passion brutale qui se manifeste sans exaltation et sans élévation dans la pensée. L'inculpé n'est pas dans ce cas. Il parle à d'autres élèves de sa passion ; il en parle en termes chaleureux et exaltés ; il en fait même la confidence à son supérieur. Si quelque mauvaise pensée l'avait dirigé, n'eût-il pas eu plus de réserve, et surtout eût-il pris un camarade pour confident et comme intermédiaire de sa correspondance ? Je ne peux pas croire à l'immoralité de ce jeune homme ; aucun fait ne l'établit ; ses propres camarades, celui même qui a manqué périr, témoignent, sous ce rapport, en sa faveur. M. le supérieur, qui n'ignorait pas cette vive sympathie par les confidences qu'il en recevait, ne l'eût-il pas renvoyé, s'il avait supposé à cette passion un but aussi infâme?

En définitive, l'indignation naturelle qui éclate dans ses yeux lorsqu'on lui parle de cela, l'horreur que lui fait éprouver cette pensée, la douleur qu'il manifeste de se voir sous le coup d'une accusation de ce genre, tout cela ne me permet pas d'admettre en lui une culpabilité de cette nature et de cette gravité. J'admets volontiers, au contraire, comme il l'assure, que jamais aucune idée lubrique ne l'a dirigé; qu'il ignorait même avant son incarcération que l'homme fût capable de se livrer à un acte aussi infâme que celui dont on le suppose coupable. Il allait voir quelquefois le soir, dira-t-on, son ami dans l'alcôve où il couchait; il l'avait embrassé quelquefois sur la bouche; la lettre écrite plusieurs heures avant l'événement renferme des expressions de la plus violente passion; tout cela ne prouve-t-il pas que le mobile qui l'agitait était une pensée de lubricité qu'il aurait mise à exécution, si son ami s'y était prêté? Rien n'établit, suivant moi, qu'il en fût ainsi; celui même qui aurait intérêt à le noircir, n'a-t-il pas déclaré que jamais, ni dans ses lettres, ni dans ses paroles, ni dans ses actions, il n'avait vu poindre la plus légère pensée d'immoralité? Dans cette manifestation de la singulière passion dont il était animé, il faut tenir compte de l'imagination naturelle de l'inculpé qui le portait toujours à agir avec exaltation, de son caractère aimant et *caressant*, comme on l'a dit, de son habitude à témoigner, en termes expressifs, ses sentiments de reconnaissance et d'amitié; il faut tenir compte enfin de l'état maladif de son cerveau, que bien certainement n'était pas étranger à l'amour que la vue seule de ce jeune homme lui inspirait.

Cet amour, n'étant pas l'œuvre de l'immoralité, ne peut être, c'est bien certain, qu'une conception extraordinaire, extravagante, maladive au dernier degré. On doit le considérer comme

tel, d'abord à cause de sa violence, de sa persistance, de son
caractère et des manifestations singulières auxquelles il a donné
lieu ; ensuite, à cause de sa coïncidence, chez le même individu,
avec une foule d'idées tout aussi extraordinaires, tout aussi dominantes ; enfin, à cause de l'existence simultanée de plusieurs
autres symptômes qui ne permettent pas de douter du développement, à cette époque, d'une certaine altération dans les
facultés morales et intellectuelles de l'inculpé. Cet amour était
forcé, dit-il ; il ne s'en rendait pas *compte* ; c'était un *entraînement irrésistible* qui le poussait malgré lui vers ce jeune
homme, comme l'*entraînaient* dans une autre voie, malgré lui
également, les idées d'abjuration et d'homicide qui le poursui-
vaient. Si cette passion, comme les autres idées, avait résisté
aux bons conseils, aux prières et à la réflexion ; si elle le jetait
aussi parfois dans un trouble affreux, dans un *état indéfinissable*
qui le rendait malheureux, tout en y obéissant avec satisfaction,
c'est qu'il y avait maladie, ou, autrement dit, une altération
quelconque dans ses facultés.

Une dernière circonstance prouve, à mon avis, l'existence
d'une maladie mentale chez l'inculpé, c'est la froideur survenue
à cette époque dans l'accomplissement de ses devoirs de religion. Il continuait à aller se confesser, trouvant à cela quelque
consolation ; mais il ne communiait plus, se croyant indigne de
ce sacrement, à cause de l'obsession des idées dont il était sans
cesse préoccupé. Des doutes, avons-nous vu aussi, arrivaient
dans son esprit ; il était inattentif aux offices divins, et sa foi
faiblissait quelquefois au point de mettre en suspicion les
fondements de sa croyance, les mystères de la religion qu'il
avait professée jusque-là avec tant de ferveur et qu'il aimait
encore, quoique moins pratiquant qu'autrefois. Il commençait déjà à se plaindre en lui-même de ce que ses prières
n'étaient pas exaucées, à accuser Dieu de l'avoir abandonné, à
dire même que Dieu était cruel à son égard, pour lui avoir
inspiré de si mauvaises idées. On ne s'éloigne pas tout à coup

de ses devoirs de piété, on ne change pas brusquement ses
croyances du jeune âge; on ne parle pas sans nécessité contre
les mystères qui ont été en vous une intime conviction, on ne
parle pas surtout si rapidement d'abjuration, sans qu'il soit survenu quelque trouble dans le moral. Ce trouble, c'était le résultat d'une maladie cérébrale incontestable, survenue à la suite
de l'érysipèle avec délire dont il a été question, se manifestant
au moral et au physique, pendant les mois qui ont suivi, sous
des expressions très caractéristiques. Le rapprochement des
dates indique combien la maladie tendait à progresser; c'est le
25 mai qu'il fait cette singulière copie; c'est le 27, moins d'un
mois avant l'événement, que se passe la scène de la lettre et du
bûcher dont il a été aussi très longuement question.

3° *État mental de l'inculpé le jour de la perpétration du
meurtre.* — Dans la matinée du 20 juin, l'inculpé, comme
nous l'avons vu, se trouvant dominé de plus en plus par des
idées d'homicide, va chercher dans sa maison l'arme qui lui a
servi le soir à commettre cette tentative de meurtre. Il forme
son projet définitif dans l'après-midi, après avoir reçu le billet
qui, en termes symboliques, lui exprimait un véritable refus.
Ce billet, comme l'assure Charles, lui avait été envoyé en signe
de moquerie. On sait de quelle manière l'événement est arrivé;
il est donc inutile d'en rappeler les autres circonstances. Ce
qu'il importe de déterminer, c'est si cette tentative de meurtre
a été occasionnée par cette violente passion, s'il s'y est livré
pour se venger du refus qu'il venait d'éprouver, s'il a voulu se
débarrasser de Charles dans la crainte de la divulgation d'un
infâme secret, ou s'il a été poussé à cet acte par jalousie et par
une sorte de froissement d'amour-propre. Aucun de ces motifs
ne doit être recherché, suivant moi, comme mobile fondamental de cet acte d'homicide. S'il avait craint une indiscrétion, la
révélation de quelque mauvais dessein, aurait-il écrit la lettre
si passionnée qui devait mettre la justice sur la voie du secret,
et qui, en effet, a contribué si puissamment à établir l'accusa-

tion qui pèse sur lui? La jalousie qui a pu naître à la suite de ce billet, le froissement qui en est résulté, ont été peut-être, comme on le dit, pour quelque chose dans sa funeste détermination. Sa lettre témoigne, du reste, de l'influence occasionnelle que ces deux circonstances ont pu exercer ; mais ce billet, assure-t-il, n'a été qu'une cause accidentelle entièrement *secondaire*. La véritable cause est celle de la pensée d'homicide qui le préoccupait si souvent depuis quelque temps, et ce jour-là plus que jamais ; la véritable cause enfin est celle surtout de son amour pour l'extraordinaire, d'où dérivaient toutes ses autres idées dominantes.

Il est certain qu'il s'est emparé de l'arme avant d'avoir pris la détermination de tuer Charles ; il ne l'est pas moins aussi qu'il s'est armé dans un but homicide, mais sans aucun projet arrêté de s'en servir le même jour, sans savoir contre qui il la dirigerait. Il se décide contre son ami, il est vrai, après la réception du billet, sous l'influence première sans doute d'un certain froissement ; mais l'amour de l'extraordinaire le séduit surtout, le maîtrise tout le restant de la journée, le presse et le sollicite fatalement jusqu'à la perpétration du meurtre. Tuer son meilleur ami, celui qu'il aime si violemment, ce sera plus surprenant, plus extraordinaire que de tuer une autre personne. C'est là, à coup sûr, la pensée fondamentale qui l'a dominé entièrement. Ce billet n'a donc été qu'une cause secondaire qui a fixé celle de la pensée de *l'homicide*, si dominante ce jour-là, et qui a réveillé celle de *l'extraordinaire*, originaire des autres. J'ai la conviction que, sans ce billet, la tentative de meurtre n'aurait pas eu lieu ; mais que ce jour-là ou un autre jour, il se serait servi de son arme contre quelqu'un de la maison, dans un de ces moments de crise où l'idée de meurtre l'aurait entièrement maîtrisé. L'appréciation de M. le supérieur du séminaire me paraît juste : ce meurtre est un *incident*, dit-il, de la vie de ce jeune homme ; *c'est le résultat d'une espèce de monomanie d'assassinat.*

Dans l'appréciation du moral de l'inculpé, il ne faut pas perdre de vue les idées de suicide dont il était souvent, dit-il, préoccupé, ni de la tentative d'empoisonnement à laquelle il se serait livré dans la matinée du jour de l'événement. Nous n'avons d'autres preuves de cela, il est vrai, que sa propre déclaration ; mais je suis disposé à ajouter foi à ce qu'il m'a raconté à ce sujet, tant les idées de suicide sont fréquentes dans la forme d'aliénation mentale dont je crois l'inculpé atteint, tant ces idées se lient étroitement aux pensées d'homicide qui en font le caractère fondamental. L'aliéné, ai-je dit déjà, ne cède pas tout de suite au penchant qui le domine ; il lutte quelque temps, et toujours, dans cette lutte si pénible, survient l'idée de se donner la mort, pour se soustraire à l'horreur qu'il éprouve de se voir entraîner à des pensées si mauvaises. La mort est comme un soulagement à une situation si affreuse ; c'est un moyen aussi d'éviter le mal dont la réalisation serait même à leurs yeux un véritable malheur. Les tentatives de suicide sont très communes en pareil cas ; c'est un des caractères distinctifs qui séparent le meurtre de l'aliéné de celui du véritable criminel.

Il me paraît donc bien démontré que l'inculpé était plus malade que jamais, lorsqu'il est allé s'armer de l'épée dont il s'est servi, lorsqu'il a écrit cette lettre si exaltée pour s'avouer l'auteur du meurtre, lorsque enfin il a mis à exécution son idée d'homicide contre Charles. Il a été malade, troublé durant toute cette journée, comme il l'était du reste depuis longtemps ; il l'était encore également dans les premières heures qui ont suivi la perpétration du meurtre. Rien ne prouve mieux sa maladie et n'éloigne tout soupçon de criminalité ordinaire, que cet empressement, alors que personne n'avait été témoin de ce qu'il venait de faire, de sortir de la maison, et d'aller, sans retard et à demi habillé, se livrer à la justice, racontant tout de suite les détails du drame dont il était l'auteur. Un véritable criminel n'agit pas ordinairement de cette matière ; il n'agit ni avec la même franchise, ni avec la même spontanéité, ni avec le même empressement. La disproportion énorme qui existerait, s'il y avait eu réellement jalousie, entre un si léger motif et l'acte d'un meurtre aussi grave, devrait être certainement, à elle seule, comme le disent les auteurs, une source de suspicion d'aliénation mentale.

4° *État mental de l'inculpé après son incarcération*. — Dans la prison, on l'a vu commettre, on se le rappelle, des excentricités, parlant quelquefois avec raison, d'autres fois d'une manière extravagante; un jour il coupe les arbustes du jardin, un autre jour il brise de la vaisselle contre le mur; il se plaint une fois de voir des spectres devant lui; il a l'air de croire une autre fois qu'il est ou qu'il sera cardinal. On a été témoin un jour d'une promenade dans le couloir exécutée avec une vitesse incroyable, jusqu'à extinction des forces. Le docteur de la maison, qui l'interrogeait souvent, ne doute pas qu'il ne soit atteint de lypémanie; il se plaignait à lui d'éprouver dans sa tête quelque chose d'*indéfinissable*, et il lui manifestait un jour la crainte d'obéir encore à quelque mauvais penchant. Ces divers actes, arrivant par intervalles, sont bien certainement des manifestations diverses du désordre qui continuait à régner dans son esprit.

Devant les magistrats, il se montre, pendant ses interrogatoires, sans incohérence dans les idées, sans aucun signe extérieur de maladie mentale; mais il s'y montre aussi avec sa franchise habituelle, sans aucun caractère de dissimulation. Il raconte les circonstances du meurtre, parle des idées homicides qui le poursuivent depuis longtemps, fait connaître le moment où il a formé le projet de tuer son ami, déclare qu'il a agi avec *préméditation* et qu'il comprend la *responsabilité* qui pèse sur lui. Les plus remarquables de ses déclarations sont, en premier lieu, celle de son amour pour Charles, l'avouant sans peine, ainsi que les manifestations chaleureuses auxquelles il se livrait, mais repoussant toute pensée immorale; ensuite, celle où il dés-

avoue complétement les divers motifs qu'on lui prête pour
expliquer ce meurtre ; puis celle où il refuse de croire qu'il est
aliéné ; enfin, celle, répétée dans chaque interrogatoire, où il
attribue à l'acte dont il s'est rendu coupable un *motif secret*, *un
mobile déterminant* que lui seul connaît et qu'il ne révélera
jamais. Ce mobile secret, comme il me l'a déclaré plus tard,
n'était encore qu'une invention nouvelle de son imagination ; en
parlant ainsi, il avait la pensée d'aggraver sa position, de faire
supposer quelque grand mobile, tout en s'indignant que l'on
ait osé lui prêter celui qu'on lui impute. Il faut encore remarquer, comme caractère significatif de sa maladie, les expressions
d'*entraînement irrésistible* à l'égard de sa passion, de *détermination forcée* relativement à son meurtre, quoique sachant que
cet acte fût un véritable péché mortel. En définitive, l'inculpé a
été dans les prisons tel qu'il était depuis quelque temps, c'est-
à-dire malade, dominé par des idées exclusives qui, concurremment avec d'autres manifestations, constituent en lui, comme
nous l'avons dit déjà plusieurs fois, une véritable affection mentale, que je chercherai bientôt à caractériser avec plus de précision.

Dans l'asile, depuis qu'il est soumis à mon observation, on
sait quel a été son état ; il suffira de rappeler quelques détails
pour établir la persistance de la même maladie, quoique, sous
certains rapports, il y ait eu amélioration. Ici, comme ailleurs,
sans jamais s'être livré à des actes d'une grande extravagance,
pareils à ceux des fous maniaques et agités, il a eu des moments
d'exaspération, des alternatives de contentement et d'abattement, peu de suite quelquefois dans la conversation, souvent
une physionomie étrange dénotant quelque chose d'anormal. Ce
qui m'a beaucoup frappé, c'est cet acte singulier d'avoir déchiré deux fois ses vêtements, reconnaissant immédiatement
que c'était mal fait, mais disant qu'il lui avait été impossible de
se retenir. Rien n'est plus commun, dans certaines folies, que
ces actions involontaires, irrésistibles, avec conservation de la

conscience. « Dieu m'a mis dans un tel état, dit-il, que quand quelque extravagance m'arrive dans l'esprit, il faut que je la fasse. »

La persistance des douleurs de tête est un symptôme physique que l'on observe aussi fréquemment dans la folie où se montrent des accès d'exaspération; c'est un symptôme qui indique la continuation de l'affection cérébrale. Il en est de même de l'insomnie, de la constipation, de ce phénomène général de lassitude qu'il éprouve encore par intervalles. Il se passe dans sa tête quelque chose d'indéfinissable, assure-t-il encore. C'est ainsi, comme nous l'avons dit, que parlent beaucoup d'aliénés. Les gestes et les pandiculations auxquels il se livre, ces mouvements de nerfs, ces convulsions intérieures qu'il accuse, cette surexcitation dont il parle, sont également des expressions symptomatiques qui donnent une idée parfaite de ce qui se passe parfois dans son être; il a raison de dire qu'il ne sait par moments ni ce qu'il fait, ni ce qu'il pense. Son état est si affreux, qu'il en perdrait, ajoute-t-il, la tête, si jamais il pouvait la perdre. L'amélioration survenue dans sa santé physique, le soulagement qu'il a éprouvé par suite de son séjour à la campagne et sous l'influence de quelques soins, est tout naturel; c'est la preuve infaillible de l'existence des phénomènes nerveux dont il m'a entretenu, la preuve aussi de l'existence de la maladie cérébrale, dont ces phénomènes sont l'expression symptomatique. Ce soulagement, quoique très prononcé, par rapport à la tête qui n'est presque plus douloureuse, et à l'insomnie qui a disparu en grande partie, cesse quelquefois, et alors reviennent dans son esprit les mêmes troubles, les mêmes idées singulières dont il a été si souvent question.

Je ne reviendrai pas sur le récit qu'il m'a fait de sa vie de jeunesse, sur la manière dont ses idées singulières sont arrivées, sur la domination de ces idées, de celles surtout de l'extraordinaire, de l'homicide et de son amour pour Charles; ce qu'il nous a raconté à ce sujet est si caractéristique, qu'il nous a été

facile, comme on l'a vu, de le rapporter à un dérangement de
ses facultés. Il faut encore remarquer, dans ce récit, quelques
expressions particulières, comme les suivantes, par exemple :
*Détester le mal et être obligé de le faire, c'est terrible ! J'avais
en moi*, dit-il, en s'adressant à Charles, *une puissance qui m'o-
bligeait à t'aimer, je ne pouvais y résister, je t'aime encore
malgré moi.* Ces paroles, ainsi que plusieurs autres, sont caractéristiques pour quelqu'un qui est habitué à observer des
aliénés. N'oublions pas également ses protestations énergiques
contre toute suspicion de folie, tout en ayant la conscience de
la situation mentale des hommes qui sont avec lui et du caractère de l'établissement où il se trouve. « Vous voyez bien, M. Aubanel, me disait-il encore ces jours-ci, que *je raisonne bien*,
que *je ne suis pas aliéné.* » Les aliénés, les monomanes surtout,
ne veulent jamais être considérés comme atteints de folie ; ce
n'est ordinairement qu'après une entière guérison que, la conscience de la maladie revenant, ils commencent à apprécier justement ce qui vient de se passer dans leur esprit.

Les idées d'homicide sont aujourd'hui moins dominantes
qu'autrefois ; il y a plus de calme dans sa tête, plus de réflexion
et plus de sanité dans le raisonnement ; il passe d'excellentes
journées sans aucune inquiétude morale, sans aucune expression
extérieure de maladie ; mais on ne peut considérer néanmoins
ces améliorations que comme des rémissions, des intermittences
d'une durée plus ou moins longue. Ce qui prouve toutefois qu'il
y a maintenant une certaine amélioration, c'est, en outre de la
diminution de ses douleurs de tête, de la plus grande tranquil-
lité de son esprit et de ses apparences physiques de bonne santé,
ce désaveu complet de ce mobile secret dont il avait parlé dans
le but d'aggraver sa culpabilité. C'était encore là, dit-il, une de
ces idées noires qui l'avaient dominé. Il voulait, ainsi que nous
l'avons déjà vu, qu'on le crût un grand coupable ; n'ayant
aucun motif criminel, il cherchait à en faire supposer un de
caché.

Mais plusieurs circonstances prouvent, d'un autre côté, que la maladie persiste encore à un degré très prononcé : s'il n'était plus malade, par exemple, il écouterait mieux les conseils qu'on lui donne, il apprécierait plus justement sa situation, et s'expliquerait avec plus de lucidité ce qui se passe en lui. Il ne se plaindrait plus également d'être abandonné de Dieu, d'être en butte à des cruautés de la part de ce Dieu qu'il a tant aimé ; il serait sensible aux témoignages d'affection que ses parents lui témoignent, il ne les accuserait plus de l'avoir aussi abandonné, et il ne refuserait pas de voir les personnes qui viennent le visiter. Enfin, avec la foi qui a été si grande en lui, ne reprendrait-il pas son ancienne ferveur, et ne mettrait-il pas plus d'ardeur dans l'accomplissement de ses devoirs religieux? Cette persuasion que Dieu a été l'auteur de tout ce qui lui est arrivé, et que c'est de lui que sont venues les mauvaises inspirations qui l'ont maîtrisé, cette conviction que Dieu l'abandonne encore et qu'il est devenu l'objet d'une exécration générale, n'est autre chose qu'une systématisation de son délire. Il a fait aujourd'hui ce que font tous les aliénés de ce genre; il a recherché la cause de tout ce qu'il a éprouvé, il a essayé de s'expliquer la production de cette singulière situation, et, ses idées ayant fini par se fixer sur un point, il s'est créé une conviction pleine et absolue, constituant en lui actuellement une *nouvelle conception délirante*. C'est encore en définitive une preuve de plus à l'appui de la thèse que je soutiens, à savoir, que l'inculpé, aliéné depuis longtemps, continue à l'être, bien qu'il soit survenu une certaine amélioration. Voyons maintenant quelle est, au point de vue scientifique, la dénomination de l'affection mentale dont je le déclare atteint.

F. — *Nature de l'affection mentale dont l'inculpé est atteint.*

Le trouble cérébral que nous avons observé chez l'inculpé est évidemment de nature monomaniaque, en tant que, par monomanie, on veut dire un délire isolé qui n'atteint pas en appa-

A.5

rence l'ensemble des facultés morales et intellectuelles, qui
permet à l'individu de causer avec raison, en dehors de ses
préoccupations maladives, qui lui donne assez de liberté d'esprit pour se conduire en homme raisonnable dans les choses ordinaires de la vie, qui ne se traduit, en un mot, par aucun de
ces désordres extérieurs que l'on appelle folie proprement dite.
L'inculpé est donc atteint sous ce rapport de monomanie (1).
Mais, au point de vue scientifique et de la médecine légale en
particulier, existe-t-il de véritables monomanies roulant sur une
seule série d'idées, restant toujours isolées au milieu d'une sanité
complète de la plupart des facultés, ne se manifestant en un mot
par aucun autre désordre moral ou intellectuel que celui qui
constitue un véritable délire partiel? La discussion s'est élevée
sur ce point de doctrine; je crois, pour ma part, que des

---

(1) Les médecins légistes de Montpellier ont donné le nom de *lypémanie* à l'affection mentale de l'inculpé. Cette dissidence, la seule qui
nous ait séparés, n'est nullement fondamentale, comme semblent l'indiquer les dénominations classiques, si l'on y attache le sens réel qu'Esquirol
leur a accordé. Il n'y a pas de doute que notre jeune homme est atteint
de lypémanie; la nature de la plupart de ses idées délirantes présente ce
caractère à un haut degré. Je n'ai jamais pu avoir la pensée de le considérer autrement, bien que, par intervalles, il y ait eu un délire d'une
autre espèce. Du reste, ce caractère dominant de la maladie résulte
suffisamment de toutes mes conclusions. En appelant *monomanie* cette
affection, je ne l'ai fait qu'avec une certaine restriction, et je n'ai eu
d'autre but que celui de faire ressortir l'isolement du délire, la forme
partielle qu'il a presque toujours présentée. Il n'est pas sans utilité, en
présence des magistrats, de se servir de cette dénomination, généralement connue, pour faire comprendre qu'il existe des aliénés qui, ayant
toutes les apparences de la raison, n'en sont pas moins très malades et
très dangereux par la nature de leurs impulsions maladives. A défaut
d'une dénomination plus précise, j'ai l'habitude de qualifier cet état
mental du nom de *monomanie lypémaniaque* ou de *lypémanie monomaniaque*. Ce sera, si l'on veut, une *monolypémanie*. Je ne veux pas justifier cette sorte de dénomination, mais je m'en sers depuis longtemps,
et je suis certain que les médecins aliénistes en comprennent tout le sens
et toute la portée, sans qu'il soit nécessaire d'en faire l'analyse significative.

exemples de ce délire partiel sont incontestables, mais je suis
également convaincu que le plus souvent il s'y joint, soit au
commencement de la maladie, soit pendant son cours, soit après
un certain temps de durée, concurremment avec l'idée dominante, des conceptions délirantes d'autre nature, et même une
certaine généralisation qui ressemble par intervalles à ce qu'on
désigne sous le nom de manie. L'inculpé se trouve dans ce cas:
il a eu plusieurs idées dominantes qui sont dérivées d'une première, de celle de son amour pour l'extraordinaire ; il a eu également cette conception amoureuse qui l'a tant maîtrisé ; mais,
avant cela, il y avait eu diverses manifestations peu raisonnables, il y avait eu plus tard diverses crises annonçant parfois
un trouble assez général dans ses facultés. Son délire n'a donc
pas été toujours complétement isolé ; il est incontestable au contraire que l'ensemble de ses facultés a participé assez souvent à
ce désordre cérébral qui, au premier abord, ne semble se traduire que par quelques conceptions délirantes. Il résulte de ce
caractère que le libre arbitre a dû être en lui profondément
altéré, beaucoup plus que dans la monomanie simple, quoique
dans cette forme également la volonté ne reste pas libre, se
laissant maîtriser fatalement par l'idée délirante du malade.

L'existence simultanée, chez l'inculpé, de plusieurs conceptions délirantes ne permet pas rigoureusement de donner à cette
affection le nom exclusif de monomanie homicide ; cependant,
comme l'idée homicide a été plus prédominante que les autres,
que cette idée l'a conduit au meurtre, il me paraît rationnel de
la désigner principalement sous cette qualification. Du reste,
quelle que soit la dénomination que l'on donnera à cette maladie, ce qu'il importe surtout d'établir, c'est que l'on trouve
réunis, chez l'inculpé, tous les caractères distinctifs qui séparent le meurtre de l'aliéné de celui du criminel : ainsi, par
exemple, il était doux, bon, honnête et religieux même avant
sa maladie ; il était d'une constitution nerveuse, et il présentait
quelque chose de singulier et de bizarre dans son esprit ; il y a

en d'abord un changement dans son caractère et dans sa manière de vivre ; des causes réelles, héréditaires même, ont préalablement agi sur son cerveau ; des symptômes physiques, comme de la céphalalgie et autres troubles fonctionnels, ont coïncidé avec ses impulsions maladives ; des tentatives de suicide ont eu lieu ; le meurtre a été commis sur une personne chérie ; aucun motif réel ne l'a poussé, c'était une idée, un entraînement, une impulsion irrésistible. Après l'événement, il s'est rendu lui-même prisonnier et il a raconté avec détail les circonstances du meurtre. Tous ces caractères, assignés par Esquirol à la monomanie homicide, ne se rencontrent jamais réunis chez un criminel ; il est donc on ne peut plus certain que le meurtre auquel il s'est livré a été le résultat d'une maladie cérébrale, et qu'il n'a été en aucune manière l'œuvre de la criminalité ; il est certain, en définitive, que l'inculpé était malade et non criminel en commettant l'acte dont il s'agit.

On se demandera peut-être comment il se fait que personne dans le séminaire ne l'ait considéré comme réellement aliéné jusqu'à la perpétration du meurtre ; comment il a pu, puisqu'il était aliéné, si bien préméditer son projet, s'y préparer jusqu'au soir, écrire une lettre très suivie et bien calculée ; avoir, en un mot, assez de suite dans sa conduite et assez de présence d'esprit pour que sa folie n'ait jamais été soupçonnée, et que, dans la journée même où l'événement est arrivé, on n'ait pas observé en lui quelque chose d'anormal. Cela ne m'étonne point, tant les faits de cette nature me sont familiers et fourmillent dans nos livres scientifiques.

Dans le monde, aux yeux même souvent de personnes instruites, il n'y a de fous que ceux qui ont un délire général, ou qui se livrent à des actions de la dernière extravagance ; on ne s'arrête pas aux perversions partielles de l'intelligence ou du moral ; on ne les comprend qu'après mûres réflexions, lorsque les manifestations anormales se sont multipliées, que la maladie a duré quelque temps, ou que, un coup d'éclat survenant, comme celui de Louis, on est forcé de revenir sur le passé et de réfléchir sur les mobiles qui ont pu être la cause de l'événement. En examinant alors le moral de l'individu, on trouve sans peine une corrélation complète entre le passé et le présent, on saisit l'origine de la maladie, on comprend sa marche et son développement, et l'on s'explique naturellement la crise funeste qui est arrivée. Peut-être serait-on resté encore quelque temps sans se douter de l'existence de la maladie, si le meurtre n'avait pas eu lieu? Cependant n'avait-on pas déjà soupçonné quelque chose d'anormal, comme je l'ai fait remarquer, lorsque, après la scène du caveau, on a renoncé à le faire prêtre? Si, en définitive, des soupçons réels ne sont pas survenus à cette occasion, c'est sans doute faute de réflexion et d'habitude d'observation. M. le supérieur aurait pu, en y réfléchissant quelque peu, comprendre la signification de cette scène, ainsi que celle des scrupules exagérés, des changements survenus dans le moral de ce jeune homme, et de quelques-unes de ces idées dominantes dont il lui faisait confidence. Le confident de toutes ses pensées, son confesseur surtout, aurait pu s'apercevoir de ce qui se passait d'anormal dans son esprit, et sans doute il nous apprendrait des choses bien significatives, si le secret de la confession ne lui commandait pas la plus grande réserve à cet égard.

Quelque chose, disons-le, a pu contribuer également à ce que sa maladie ait été méconnue pendant si longtemps : c'est le caractère rémittent et même intermittent qu'elle a dû affecter dans le principe de son développement et même dans les derniers temps de son existence. Cette maladie est rarement continue; elle a de fréquentes rémissions, elle va et vient dans les premiers mois, mais elle se fixe peu à peu, et de jour en jour elle devient plus constante, plus durable et plus manifeste. Les idées qui la constituent présentent la même intermittence: elles sont légères et fugitives d'abord; elles vont et viennent avec le mal; la raison parvient toujours encore à les surmonter, mais elles deviennent aussi de plus en plus dominantes; les intervalles lucides tendent à disparaître, et arrive également une époque où elles ne laissent presque plus de repos à l'esprit. Dans cette dernière période même, on observe toutefois encore par moments des rémissions bien marquées. L'inculpé a été dans ce cas ; il est encore aujourd'hui en état de rémission, soit à cause de la nature réelle de la maladie, soit par suite de l'influence de la médication à laquelle il a été soumis. L'intermittence est toujours très commune dans les affections du système nerveux. On comprend donc que ce caractère ait contribué puissamment à faire méconnaître pendant longtemps la maladie dont il était affecté.

La préméditation n'exclut pas la folie, celle surtout dont l'inculpé est atteint. Cette question a été si bien résolue par les auteurs, si bien élucidée par l'expérience et les faits, qu'il serait oiseux de s'y arrêter. Les aliénés qui se suicident préparent à merveille les moyens d'arriver à leur but ; ils les combinent avec finesse et habileté, et ils prennent des précautions minutieuses pour échapper à la plus active surveillance. Pourquoi, dans le meurtre d'autrui, ne pourraient-ils pas agir de la même manière que dans le meurtre de soi-même ? Cela se voit malheureusement quelquefois dans les asiles, le plus souvent dans la société où vivent un certain nombre d'aliénés de ce genre, soit par incurie de la famille ou de la police, soit par ignorance de l'existence réelle de la maladie. Pour les évasions et une foule d'autres méfaits des aliénés, nous voyons journellement, dans nos maisons, des actes de la préméditation la mieux calculée.

Une dernière question reste à examiner, celle de la simulation de la folie. La justice a dû naturellement se poser cette question depuis l'époque de la comparution de l'inculpé devant la cour d'assises. Je me la suis posée également, et, après avoir étudié longuement l'inculpé à ce point de vue, je l'ai résolue par la négative la plus absolue. Les faits historiques que renferment ses antécédents sont incontestables ; son tempérament nerveux, sa déviation de la bouche, les bizarreries de sa jeu-

nesse, sont aussi des faits de la dernière évidence ; ses souffrances physiques après l'érysipèle ne peuvent pas être mises
en doute ; les premiers changements survenus dans son moral
sont trop naturels comme morbides pour être simulés ; les idées
dominantes qui l'ont obsédé ont une trop grande similitude
avec les idées exclusives des monomaniaques, pour ne pas avoir
existé telles qu'il les raconte ; les expressions dont il se sert, en
parlant de leur domination, n'ont pas été inventées par lui, ce
sont celles dont se servent tous les aliénés ; il est si vrai dans
ses déclarations à l'égard de son amour pour Charles, il est si
confiant et si facile pour faire connaître ce qui s'est passé à cet
égard, qu'il faut ajouter foi à ce qu'il dit et repousser ce qu'il
désavoue ; il est si précis dans ses explications à l'égard du
meurtre, que l'on ne peut supposer que quelque mobile coupable l'ait poussé à cette funeste détermination. La physionomie
particulière que nous avons remarquée souvent en lui ne peut
être également le résultat de la simulation. Les quelques actes
désordonnés auxquels il s'est livré dans l'asile n'ont pas été simulés ; ils eussent été bien plus multipliés si son séjour au milieu
des fous lui avait donné l'idée de simuler la folie. Les interrogatoires des aliénés sont toujours caractéristiques aux yeux des
médecins spécialistes, soit à cause des expressions particulières
dont les malades se servent, soit à cause du naturel de leurs déclarations, soit à cause de leur physionomie pendant un entretien, soit enfin par suite d'un ensemble de caractères, que l'on
ne peut pas toujours décrire, mais qui n'échappe jamais à une
exacte observation. J'ai interrogé un grand nombre de fois l'inculpé, et de chaque interrogatoire est résultée en moi la conviction que sa maladie était réelle et non simulée. Enfin, il existe
une si grande et si intime relation entre la nature des antécédents, les faits racontés par les témoins, les déclarations de l'inculpé lui-même, et les résultats de ma propre observation, que
toute suspicion de simulation doit être repoussée. Non, l'inculpé
ne simule pas la folie ; il n'en a jamais eu l'idée, même dans

ses intervalles lucides ; il a toujours été sincère dans ses déclarations, il l'est surtout au suprême degré, lorsqu'il repousse
toute accusation d'aliénation mentale, et qu'il s'étonne qu'on
l'ait placé dans une maison d'aliénés.

CONCLUSIONS.

En dernière analyse, il résulte, des considérations médico-
légales auxquelles nous venons de nous livrer, les conclusions
qui vont suivre, les unes donnant la solution des questions spéciales qui m'ont été posées par M. le président des assises, les
autres répondant à diverses questions qui se sont présentées à
moi, en poursuivant l'examen de l'état mental de l'inculpé :

1° L'inculpé Louis était prédisposé à la folie par hérédité, et
par suite des maladies cérébrales, de nature convulsive, qu'il a
endurées dans le jeune âge et dans ces derniers temps.

2° Les particularités de son caractère ont toujours annoncé
l'existence de cette prédisposition native.

3° L'érysipèle avec délire dont il a été affecté en mars 1857
a été la cause déterminante de la maladie mentale qui est survenue ; la céphalalgie qui s'en est suivie était l'indice du travail
morbide qui se préparait.

4° Cette maladie s'est annoncée en premier lieu par l'exagération de ses singularités, par des changements dans ses habitudes, et par quelques manifestations plus ou moins déraison-
nables.

5° Elle s'est caractérisée ensuite par plusieurs idées dominantes ; mais celle d'un goût excessif pour l'extraordinaire, celle
de l'homicide et celle d'un amour exagéré pour un jeune camarade ont été les plus exclusives.

6° Le penchant à l'homicide est devenu si absolu, qu'après
une lutte assez longue il s'est vu sur le point d'y obéir ; c'est
alors qu'il a tenté de se suicider, c'est alors qu'il est allé s'armer
d'une épée pour mettre à exécution son idée de meurtre.

7° Son goût pour l'extraordinaire, combiné avec ses idées d'homicide, l'a poussé à vouloir tuer son meilleur ami. Les autres causes, comme le billet, par exemple, ont contribué à fixer sur Charles le projet général d'homicide, mais elles n'ont pas été les seules, ni elles n'ont été fondamentales dans la perpétration du meurtre.

8° Ces idées dominantes ont constitué chez l'inculpé une véritable monomanie qui, eu égard à la nature des diverses séries d'idées, pourrait prendre plusieurs dénominations, mais que j'appellerai homicide, parce que ce penchant a été plus prédominant et qu'il y a obéi un jour par une tentative de meurtre.

9° Cette monomanie, suivie par intervalles de diverses autres manifestations plus ou moins désordonnées, n'était pas aussi isolée que son nom l'indique. Il y avait, en outre, parfois des signes irrécusables d'un certain délire maniaque, annonçant une altération assez générale de l'ensemble des facultés.

10° Des rémissions nombreuses ont caractérisé cette affection mentale. Ces rémissions, assez marquées dans les premiers temps de son développement, ont dû tendre à disparaître à mesure que le mal a fait des progrès.

11° La maladie existait réellement, quoique ayant de l'intermittence ou des rémissions, dans les deux ou trois mois qui ont précédé le meurtre. L'inculpé avait alors la conscience de ses actes ordinaires de la vie ; il pouvait même avoir encore la conscience des actes auxquels tendaient à l'entraîner ses idées dominantes, mais sa volonté faiblissait de jour en jour sous la domination de ces idées, et déjà, dans plusieurs circonstances, il avait commis diverses actions qui annonçaient la perte de cette faculté et l'existence d'un grand trouble cérébral.

12° Il pouvait certainement apprécier jusqu'à un certain point la portée de ses actes ; il savait parfaitement, par exemple, en enfonçant son arme, qu'il allait tuer son ami ; mais l'absence de tout mobile criminel n'annonce-t-il pas qu'il obéissait fatalement à la domination d'une idée délirante.

A.   6

13° Son libre arbitre était profondément altéré, soit parce que son esprit était maîtrisé par ses folles conceptions, soit par suite d'un trouble plus général dans ses facultés.

14° Les circonstances au milieu desquelles le meurtre a été commis ne sont pas de nature à l'expliquer au point de vue de la criminalité. Il n'existe réellement d'autre mobile fondamental que celui de sa monomanie.

15° L'inculpé n'était plus sain d'esprit, longtemps avant la perpétration du meurtre ; il ne l'était pas le jour et le moment de la perpétration, bien qu'il y ait eu préméditation complète pendant les dix à douze heures qui ont précédé.

16° La maladie a persisté dans les prisons et dans l'asile avec les mêmes caractères, avec des rémissions, mais avec moins de domination dans les idées délirantes. Il est survenu un certain soulagement par suite de quelques soins.

17° Un traitement suivi et prolongé pourra améliorer cette maladie, mais il est douteux que l'on puisse la guérir radicalement, et surtout, en cas de guérison, qu'une récidive ne survienne pas dans un temps plus ou moins éloigné.

18° La simulation de la folie de la part de l'accusé n'est pas soutenable ; il n'a jamais simulé cette maladie, et il ne la simule pas aujourd'hui.

Cour d'assises de la Corse.

AFFAIRE DE TITUS R...

Cette affaire s'est présentée devant les assises de Bastia dans le mois de février 1857. L'inculpé avait tué sa femme ; on l'accusait d'avoir commis ce crime par jalousie et sous l'influence des mauvais instincts qui, disait-on, l'avaient toujours dominé. M. Titus R... est un riche propriétaire de la Corse, ayant reçu une bonne éducation, et vivant très honorablement des revenus de ses terres. Il avait épousé sa cousine germaine, fille d'une sœur à son père. Sa fortune lui est échue en grande partie par héritage ; plusieurs morts étant survenues dans sa maison, les successions lui sont arrivées en sa qualité, pour ainsi dire, de dernier représentant mâle de la famille. Mais, en cette même qualité, il avait recueilli un héritage plus lourd à supporter, celui d'une *vendetta*, qui régnait depuis plus d'un demi-siècle entre sa famille et une autre de ce pays, et qui, des deux côtés, avait été suivie de nombreuses victimes. Dans sa première jeunesse, il avait été lui-même, assure-t-on, en butte à plusieurs tentatives de meurtre. En étudiant les causes de son affection mentale, j'ai été amené à faire jouer un certain rôle à cette grave responsabilité morale, bien que la paix eût été faite entre les deux familles, et que, depuis un assez grand nombre d'années, il ne fût plus survenu de nouveaux malheurs.

Cependant, malgré l'existence de ce pacte de paix, les haines n'étaient pas entièrement éteintes, et, lorsque cet épouvantable événement est arrivé, on a vu les habitants de la ville qu'il habitait se diviser en deux camps bien tranchés, les uns prétendant que l'inculpé devait être considéré comme aliéné, les autres soutenant qu'il n'était qu'un scélérat, indigne de toute compassion. J'ai vu, à Marseille, des familles originaires de ce pays, qui m'ont manifesté, sous l'influence d'anciennes préventions, cette même opposition de sentiment à l'égard de l'inculpé. La justice n'est jamais certainement accessible à une passion de ce genre ; mais, siégeant au sein d'un pays où régnait à un haut degré cet esprit de prévention, n'avait-elle pas subi involontairement cette sorte d'entraînement qui l'entourait, lorsque, malgré les témoignages de suspicion de folie accumulés par l'instruction, ainsi qu'on le verra plus loin, elle s'est refusée à recourir à un examen médico-légal, comme complément indispensable à la procédure criminelle qui s'instruisait ? L'arrêt, rendu, sans cet élément d'instruction, par la chambre des mises en accusation, me paraît tout aussi regrettable que celui qui avait atteint primitivement l'accusé de la cour d'assises d'Aix.

L'examen auquel je me suis livré par ordonnance de M. le président des assises, a été suivi du même résultat que celui de la précédente affaire. On sait déjà que, mes conclusions ayant été confirmatives d'un état de folie bien caractérisé, la justice a cru devoir renvoyer le procès à l'époque où, la guérison étant survenue, l'inculpé aurait assez de lucidité pour comprendre l'accusation qui pèse sur lui. Admis dans l'asile, sous la prévention d'aliénation mentale, au mois d'avril 1857, il y est encore séquestré à la fin de l'année 1858, plus de dix-huit mois après l'accomplissement de la mission qui m'avait été confiée. Cette séquestration n'a plus aujourd'hui aucun but ; elle n'est pas seulement un déni de justice dans le sens que nous avons développé dans la première partie de ce travail, c'est, en outre, une illégalité au point de vue de la loi de 1858, qui règle le mode de placement des aliénés.

Je ne reviendrai pas sur ce que j'ai dit ailleurs relativement à ces arrêts d'accusation que l'on laisse perpétuer sur la tête de pauvres aliénés. Cette sorte de jurisprudence ne me semble nullement fondée ; elle me paraît injuste au suprême degré, l'aliéné ne devant jamais être victime d'une erreur de procédure, d'une faute commise dans l'instruction de son affaire. Si l'on persiste dans cette manière de voir, l'arrêt qui a atteint l'inculpé Titus ne sera jamais vidé suivant toutes les probabilités, sa maladie s'étant aggravée et présentant de jour en jour des signes plus prononcés d'incurabilité. Ce malheureux insensé vivra donc toujours sous le poids d'une prévention criminelle, et il succombera un jour dans l'asile, en léguant à son fils ce triste héritage de criminalité, bien qu'il soit prouvé aujourd'hui que le meurtre de sa femme ait été l'œuvre d'un dérangement intellectuel, et qu'il soit complétement établi par la science que la maladie était antérieure à la perpétration de l'événement.

La séquestration de l'inculpé dans l'asile est en outre, avons-nous dit, illégale au terme de la loi organique sur les aliénés. En effet, le placement de l'inculpé, n'ayant eu d'autre but que celui de faciliter la mission que le médecin légiste avait à remplir, n'a pu avoir qu'un caractère provisoire ; il devait cesser de plein droit le jour où le rapport du médecin serait délivré, à moins qu'une nouvelle décision de l'autorité intervenant, il ne fût converti en placement définitif. Ce nouvel arrêté n'ayant pas été rendu, la séquestration de l'inculpé reste toujours maintenue, en vertu de la première décision préfectorale, sollicitée par l'autorité judiciaire de la cour de Bastia. Pour nous, il n'y a pas illégalité, au point de vue médical : l'inculpé étant réellement aliéné, réunissait en définitive toutes les conditions d'un placement légitime ; mais il y a illégalité au terme de la loi, la justice ne s'étant pas prononcée sur l'existence de la maladie dont nous le croyons atteint, et n'ayant pas invité l'autorité administrative à prolonger la séquestration, en vertu d'un nouveau motif avoué et reconnu suffisant pour légitimer la mesure. La ressource d'un arrêt de non-lieu n'existant plus, il eût été plus naturel et plus juste à la fois, après l'accomplissement de la mission médico-légale, d'appeler l'inculpé devant les assises, pour lui faire purger l'arrêt de criminalité qui pèse sur lui, d'abandonner alors l'accusation, en présence de ce supplément d'instruction, et, l'acquittement obtenu, de solliciter son placement définitif, comme aliéné homicide, comme aliéné pouvant compromettre la sécurité publique.

Ce fait, joint à plusieurs autres cas de folie homicide qui me sont venus de la Corse, a soulevé en moi une question digne d'intérêt, celle de savoir si les mœurs habituelles d'un peuple n'impriment pas aux affections mentales un caractère particulier; si, par exemple, l'esprit de *vendetta*, si vivace dans cette île malgré les progrès incessants de la civilisation, ne dispose pas les aliénés à se livrer à l'homicide ; si, en définitive, cette fréquence d'attentat contre les personnes, supposée généralement plus grande en Corse que dans les autres contrées de la France, se rencontre également chez les individus qui ont perdu la raison. Les éléments nous manquent pour juger cette question ; nous n'avons pas par devers nous des chiffres assez élevés pour déterminer péremptoirement ce qu'il y a de vrai dans cette proposition que l'on résout bien facilement dans le monde, mais que la science étudie depuis longtemps, sans pouvoir en donner une solution satisfaisante. Cependant, s'il est vrai, comme l'observation tend à l'établir, que les mœurs, ainsi que le caractère de l'individu, rejaillissent souvent au milieu du désordre des facultés, en imprimant à la folie une physionomie particulière, n'est-on pas en droit de supposer que l'esprit de *vendetta*, si profondément enraciné dans cette race insulaire, puisse exercer quelque influence sur la production des attentats et disposer les aliénés lypémaniaques, plus que les aliénés d'autres pays, à se venger de leurs ennemis imaginaires ? N'a-t-on pas dit depuis longtemps, en remontant les temps qui nous ont précédé, qu'à la forme prédominante de la folie, on pourrait, en quelque sorte, avoir une idée de l'histoire psychologique d'un peuple et apprécier les mœurs qui ont régné à telle ou telle autre époque ? C'est ainsi que la folie du sortilége a été très commune, alors que les croyances populaires étaient imbues de sorcellerie, que les possédés du démon ont été si nombreux

dans les siècles de superstition, que les délires mystiques se sont
multipliés avec la prédominance de l'esprit religieux et se multiplient encore dans les couvents de femmes où rien ne vient
faire diversion aux préoccupations exclusives des recluses ; c'est
ainsi, enfin, que de nos jours, où il est question sans cesse
d'électricité et de magnétisme, où les journaux parlent fréquemment d'affaires de police et d'empoisonnement, on voit les lypémaniaques se croire poursuivis par la police, empoisonnés ou
travaillés comme ils le disent, par la physique, la mécanique
ou autres agents auxquels ils attribuent un pouvoir surnaturel.

Il ne serait donc pas étonnant que la folie homicide fût plus
commune en Corse que sur le continent, et, si je m'en rapporte
à mes souvenirs, je crois, en effet, avoir observé, parmi les
aliénés de ce pays, un nombre assez considérable d'aliénés qui
s'étaient livrés à des attentats plus ou moins graves. Nous rece-
vions autrefois dans l'asile les aliénés de la Corse ; j'ai constaté,
dans ces quelques années, divers faits qui prouvent l'influence
exercée par les mœurs de ce pays et par cette déplorable habitude des habitants de porter presque toujours sur eux un stylet
ou un poignard. Il est des attentats qui n'auraient pas eu lieu,
si une arme ne s'était pas trouvée sous la main. Parmi les aliénés homicides que j'ai observés, je citerai en premier lieu le
Corse Miller (1), ce lypémaniaque si curieux dont nous avons
publié l'histoire et qui se croyait poursuivi par un consul de
Barcelone. C'est un fait très remarquable sous plusieurs rapports ; c'est un homme à mœurs vindicatives, à instincts violents ; il a tué et il tuerait encore, s'il le pouvait. Renfermé
dans l'asile, il n'est pas de jour qu'il ne nous fasse des menaces
affreuses. J'ai publié, dans le bulletin de la Société de médecine
de Marseille, le fait de cet autre lypémaniaque corse, dont la
maladie durait depuis deux ans environ, et qui un jour, en pleine
Bourse, tira un coup de pistolet sur un courtier de commerce

____

(1) *Annales médico-psychologiques*. 1853, t. XVII, p. 117.

qu'il considérait comme faisant partie d'un complot ourdi contre lui. Il est également renfermé dans l'asile ; mais, ce qui prouve l'influence de l'état psychologique antérieur, son caractère, assez semblable à ce qu'il a toujours été, est plus doux, plus pacifique et plus disciplinable ; il peut vivre avec les autres aliénés, bien que parfois il se plaigne de certains *signes*, *paroles* ou *allusions* offensantes qu'on lui adresse. Dans le premier de ces cas il y a eu acquittement, dans l'autre ordonnance de non-lieu. Ces deux affaires ont été jugées sur le continent.

La justice se montre avec raison, dans ce pays, d'une grande sévérité contre les attentats ; je me demande dès lors, sans vouloir en aucune manière blesser son honorable susceptibilité, et tout en rendant hommage à la pureté de ses intentions, si, comme je l'ai déjà dit, elle ne serait pas naturellement disposée, plus souvent qu'ailleurs, à nier la folie et à sévir sur de pauvres aliénés, comme s'il s'agissait de véritables criminels. J'ai quelque tendance à le supposer par ce qui est arrivé dans l'instruction de l'affaire Titus, et j'ai observé d'autres faits de condamnation où l'on ne s'est pas assez préoccupé de l'état mental des inculpés.

Il y a deux ans environ, on a conduit dans l'asile, du bagne de Toulon, un condamné à vie, natif de la Corse, qui est dans un état non douteux de lypémanie ; il est hypochondriaque, il se plaint d'une foule de maux ; il a dans l'intérieur de sa poitrine un esprit qui l'oppresse et le rend bien malade. Il a été condamné pour avoir tué, avec un fusil à deux coups, sa femme et sa fille âgée de quinze ans. Il était connu, dans son pays, pour son caractère bizarre, méfiant et mélancolique ; il vivait toujours seul ; il était d'une taciturnité excessive ; jeune encore, il avait donné dans l'église, pendant la messe, un soufflet à un homme qui ne lui disait rien ; il sortit de l'église avec un poignard à la main, parcourut le village et épouvanta toute la population. La notoriété publique le considérait depuis longtemps comme timbré, comme à moitié fou, si ce n'est complétement. Il avait

commis ce double meurtre par suite d'une méfiance maladive ;
il avait supposé que sa femme lui était infidèle et que leur
enfant provenait d'un commerce illicite ; c'était elle, suivant
lui, qui le rendait malade, et qui lui avait envoyé cet esprit pour
le faire périr. Il serait trop long de rapporter ici le récit de
toutes les idées délirantes qui caractérisent son état de folie. Je
regarde cette condamnation à perpétuité comme une erreur
judiciaire, et j'ai lu avec satisfaction, l'année dernière, un dé-
cret de l'empereur qui commuait sa peine en celle de dix ans.
Il est à supposer que son séjour à l'asile n'a pas été étranger à
l'obtention de cette faveur impériale. Mais ce qu'il y a de déplorable dans cette affaire, c'est la suite, véritablement criminelle, qui a marqué cet épouvantable malheur : la *vendetta* a
excité les esprits ; les parents de la femme se sont vengés sur les
parents du mari, et ceux-ci à leur tour sur les premiers ; plusieurs personnes déjà ont péri victimes de la haine que l'on s'est
vouée dans ces deux familles : le frère de la femme a tué un jour
l'oncle et le cousin du mari ; un fils restant de cet oncle, voulant venger son père et son frère, a tué, à l'âge de quatorze ans,
un respectable curé, frère de la femme et de celui qui, le premier, s'est vengé du meurtre commis par le condamné dont il
s'agit. Il y a eu avec raison, après cela, une condamnation à vie
pour ce dernier, et une détention de cinq ans dans un péniten-
cier pour l'enfant de quatorze ans. Que de malheurs à l'occasion d'un meurtre, qui n'était que l'œuvre d'un cerveau malade ! La *vendetta* eût sans doute été désarmée, si, par une
meilleure appréciation de l'état mental de l'inculpé, on avait
mieux compris le mobile qui l'avait fait agir et qui l'avait poussé
à tuer sa femme et sa fille.

De ces faits, tendant à prouver l'influence des mœurs sur la
production de la folie homicide, il ne faudrait pas conclure qu'il
en soit toujours ainsi, attribuer toujours, par exemple, les
attentats auxquels se livrent les aliénés de ce pays, aux mauvais
instincts qui ont précédé la maladie. Chez les Corses, comme

chez nous, le mal dénature les sentiments, modifie les meilleures natures, et transforme les qualités les plus excellentes en penchants détestables et dangereux. Il reste toujours vrai ce principe de doctrine, qui nous a appris à constater souvent, chez l'aliéné homicide, une opposition complète entre l'état psychologique habituel et celui qui est le résultat de la maladie. J'ai vu survenir, sous l'influence de la folie, des mauvais penchants chez des individus de ce pays, qui avaient été remarquables jusque-là par la douceur de leurs mœurs, par la pureté de leurs sentiments, par la bonté de leur caractère, par la piété de leurs habitudes, par l'excellence, en un mot, de toutes les qualités du cœur. Cette transformation pathologique a été donnée avec raison, comme un moyen puissant de diagnostic, quand il s'agit de distinguer un fou d'un criminel, de séparer l'acte homicide d'un aliéné d'un acte coupable et criminel. Mais ce principe, dont j'ai vérifié souvent l'application, ne détruit pas cet autre fait, que la folie ne puisse survenir chez des individus à instincts violents ou dépravés, et que chez ces malades, il y ait alors une plus grande disposition à la violence et à l'attentat. On comprend également, comme je l'ai déjà dit, que, dans un pays où la *vendetta* est plutôt une vertu qu'un crime, il y ait, en cas de maladie, une certaine tendance au meurtre. La *vendetta* maladive est d'autant plus facile qu'elle est la reproduction, en quelque sorte, d'un état psychologique habituel. Elle n'est pas moins digne de compassion devant les tribunaux, et l'imputabilité ne lui est pas plus applicable qu'elle ne l'est au meurtre commis par un aliéné dont les mœurs antérieures étaient d'une douceur excessive. Dans un cas comme dans l'autre, il y a maladie, altération du libre arbitre, et partant, irresponsabilité devant la loi.

Voici, en définitive, le rapport médico-légal qui m'a suggéré ces réflexions préliminaires. Je ne supprime rien de ce travail, quelque étendu qu'il soit ; les renseignements fournis par l'instruction paraîtront peut-être fastidieux ; mais ils sont la

base de mon travail, et ils me semblent nécessaires à la bonne
appréciation de l'affaire ; je les reproduis tels qu'ils se sont
présentés devant les magistrats instructeurs, les ayant distingués simplement en plusieurs catégories, à raison de leur signification, pour faciliter l'étude des diverses phases de la vie de
l'inculpé.

RAPPORT MÉDICO-LÉGAL.

Historique de l'affaire.

Le 11 décembre 1856, dans la matinée, toute l'attention de
la ville de Sartène se portait sur la maison du sieur Titus R...
Les domestiques avaient entendu s'échapper, de la chambre où
il avait passé la nuit avec sa femme, des plaintes, des discussions
et même des cris de désolation. Des parents, des amis, le curé
même de la ville étaient accourus à la porte de la chambre dans
le but de porter secours et de prévenir un grand malheur. Plusieurs heures se passent en pourparlers ; l'inculpé répond à diverses questions ; sa femme, croyant pouvoir l'apaiser, se joint
à lui pour empêcher que l'on entre par force. On hésite, on se
rend à leurs supplications dans l'espoir d'éviter une catas-
trophe; mais, un dernier cri déchirant se faisant entendre, on
enfonce la porte, on pénètre dans la chambre, et l'on trouve le
sieur Titus armé d'un stylet, se débattant aussitôt contre les
personnes qui le saisissent. Madame Belina R... était gisante,
en chemise, au pied de son lit, inondée de sang, ne pouvant
proférer aucune parole, et rendant, pour ainsi dire, le dernier
soupir. Elle meurt en effet quelques instants après, et l'examen
des médecins fait découvrir sur son corps cinq blessures, dont
deux pénétrantes, une sur la région du cœur et l'autre sous
l'aisselle du même côté, la troisième, non pénétrante, sous la
clavicule, les deux dernières sur le bras, n'intéressant que les
téguments. La mort avait été le résultat d'un épanchement de
sang dans la cavité thoracique. Les blessures avaient été faites

par un instrument aigu et tranchant ; c'était un stylet qui avait servi à la perpétration du crime. L'inculpé, que l'on entraîne immédiatement hors de la chambre, portait, à l'angle de la mâchoire, une légère excoriation sans gravité. Ses mains étaient tachées de sang, la droite principalement.

L'oncle germain de l'inculpé, qui était entré le premier dans la chambre, avait reçu une blessure assez grave, faite avec le même stylet, au moment où, dans l'obscurité, il cherchait à s'emparer de son neveu. Le même inculpé est accusé en outre : 1° d'avoir tiré, dans l'année 1847, un coup de fusil à son propre frère ; 2° d'avoir blessé sa femme au bras, dans l'année 1851, à la suite d'une *discussion*.

L'étude à laquelle je vais me livrer sera divisée en plusieurs chapitres. J'exposerai d'abord, d'une manière méthodique, les faits notables que j'ai trouvés dans les pièces du dossier ; je ferai connaître en second lieu ceux que m'a fournis l'examen direct de l'inculpé ; je discuterai ensuite ces divers ordres de faits, et j'en tirerai les enseignements qui résulteront de leur appréciation ; en quatrième lieu, enfin, je poserai les conclusions qui devront résumer ce travail et formuler en termes précis toute mon opinion sur l'état mental de l'inculpé.

A. — EXAMEN DES PIÈCES DU DOSSIER.

Les faits consignés dans les pièces de la procédure doivent être distingués en plusieurs catégories : la première catégorie comprendra ceux qui sont relatifs aux antécédents de l'inculpé ; la seconde, ceux qui se rapportent aux circonstances qui ont précédé ou suivi presque immédiatement la perpétration du meurtre ; la troisième, ceux qui tendent à expliquer le mobile déterminant de l'acte incriminé ; la quatrième enfin, ceux qui se sont passés durant l'emprisonnement, depuis le jour de l'événement jusqu'à la comparution de l'inculpé devant les assises. Nous allons puiser ses divers ordres de faits dans les nombreuses pièces de l'instruction, et principalement dans les dépositions des témoins entendus. Je ne change rien aux expressions dont on s'est servi pour caractériser son état mental.

I. — *Antécédents de l'inculpé.*

1. *Certificat* (1). On trouve dans deux certificats, l'un du maire de Sartène, l'autre de deux médecins du pays, délivrés sur la demande de la famille, les faits qui suivent: 1° l'inculpé appartient à une branche de la famille R... dont les divers membres ont donné de tout temps des signes non-équivoques d'aliénation mentale, au point que l'on considère ce mal dans cette famille comme un cancer moral héréditaire. Ainsi, un de ses grands oncles a été atteint d'une manie furieuse, et est mort à l'hospice de Saint-Boniface, à Florence, où il avait été enfermé. Une tante, ayant eu de bonne heure une faiblesse intellectuelle, est morte plus tard par suite des progrès du mal, avec une perte complète de l'intelligence. Sa propre sœur est aussi devenue folle après son mariage ; elle a eu du penchant au suicide et à l'homicide, et l'on s'est décidé à l'envoyer à l'asile de Marseille. 2° L'inculpé, dès sa jeunesse, a offert les mêmes caractères de maladie. D'abord, on a pris tout cela pour des excentricités, mais plus tard, en présence de certains faits et gestes qui se re-

---

(1) Ces deux certificats m'ont été transmis officieusement par la famille. J'ai cru devoir en faire mention, bien qu'ils n'aient pas fait partie du dossier, en premier lieu, parce qu'ils sont de nature à apporter quelque lumière dans cette affaire ; en second lieu, parce qu'ils renferment des faits dont l'authenticité est réelle, comme celui par exemple de la maladie de madame C..., sœur de l'inculpé. Cette dame a été admise dans l'asile de Marseille, le 21 janvier 1857, et en est sortie le 31 mars suivant. Elle était malade depuis deux ans environ. Son délire était triste, lypémaniaque, présentant de nombreuses rémissions ; elle en voulait à son mari et à d'autres personnes. M. C..., effrayé par l'événement qui venait d'arriver et par les menaces qu'il en avait reçues à diverses reprises, s'était décidé à réclamer sa séquestration. Son état était devenu très satisfaisant, lorsque l'autorisation de sortie a été accordée. Elle est rentrée dans le même état de délire le 25 octobre 1857.

nouvelaient de plus en plus fréquemment, on a reconnu l'existence d'une altération de son moral, et d'un dérangement absolu de ses facultés. Les plus grandes prédispositions à une maladie mentale ont toujours existé en lui, prédispositions se traduisant par des bizarreries dans ses idées, par de l'extravagance dans ses propos, par l'absurdité de ses raisonnements. 3o Depuis six ans principalement M. Titus R... était jugé fou par toutes les personnes qui l'approchaient, qui l'observaient attentivement et qui étaient initiées aux affaires intimes et aux secrets domestiques de sa famille. Mais c'est surtout après la maladie de sa sœur que son esprit a été plus souvent et plus fortement tourmenté. 4° L'inculpé perdait très souvent la raison, mais après cela il rentrait dans son assiette ordinaire et passait quelquefois des mois entiers, sans que ses facultés présentassent de *dérèglement*. Il retombait à la moindre secousse dans le plus triste état. Alors l'idée qui le dominait l'absorbait entièrement, lui faisait oublier ses affaires et ses affections les plus chères. Il quittait ensuite cette idée dominante pour une autre, celle-ci ensuite pour une troisième, pas plus raisonnable que les premières. Il a fait dans un temps de la politique; aujourd'hui il s'occupait surtout de mathématiques. Ces alternatives de bien et de mal étaient pour sa famille un objet constant d'attention et de sollicitude.

2. *M. P...*, *oncle germain.* « Il y avait déjà quelque temps que je m'étais aperçu d'un certain dérangement dans les facultés intellectuelles de mon neveu. Il croyait que la population de Sartène lui en voulait, et qu'il était victime de je ne sais quel complot et de quelles persécutions imaginaires. Ma pauvre nièce en était elle-même très alarmée; elle m'a fait part plusieurs fois de ses inquiétudes. Il y a quinze jours, elle me dit, à son retour de la campagne, que les extravagances de Titus avaient persisté durant le séjour qu'ils venaient de faire dans leur terre. »

3. *M. le curé de Sartène.* « M. Titus, dit-il, a toujours passé

dans le public pour un esprit incohérent et même un peu timbré. »

4. *Mme C...*, *tante germaine*. « Il y avait déjà quelque temps que mon neveu Titus..., qui était un esprit très léger, nous donnait des inquiétudes sur son état mental. Il était tourmenté par l'idée fixe qu'il y avait un complot ourdi par mon mari et par sa femme, ayant pour but de le faire interdire et de lui enlever l'administration de ses biens. Ma pauvre nièce, habituée à ses extravagances, ne s'en alarmait pas beaucoup. La veille du jour de l'événement, je l'avais vu le soir très calme, et sa femme me dit qu'il était beaucoup mieux.

5. *Le capitaine V...* « Il est de notoriété publique que M. Titus a toujours été, sinon fou, du moins bizarre, et d'un caractère sans consistance. Il y a à peu près deux mois que je voyais en lui un air peu satisfait. Il était silencieux et son œil avait quelque chose d'égaré. »

6. *M. C...*, *domestique de l'oncle*. « Depuis six ans que je suis chez mon maître, j'ai entendu dire souvent que M. Titus était sujet à des moments d'aliénation mentale. Je m'étais aperçu moi-même qu'il souffrait de cette maladie. Depuis leur retour de la campagne, le mal paraissait encore s'être empiré, et je sais que ma maîtresse (tante de l'inculpé) faisait tous ses efforts pour le raisonner et le guérir de ses extravagances. »

7. *Madame C...*, *ménagère*. « L'inculpé Titus n'a jamais eu son bon sens. »

8. *S...*, *gendarme*. « Je peux dire que M. Titus était un peu léger, mais qu'il était loin d'être atteint d'une aliénation mentale qui ait pu lui enlever la volonté et l'intelligence de son crime. »

9. *F...*, *domestique de l'inculpé*. « Depuis huit ans que je suis dans cette maison, je me suis aperçu que mon maître a toujours eu une tête légère, mais je ne m'attendais pas de sa part à un acte de férocité pareille. »

10. *P...*, *petit cousin*. « J'ai constamment tenu Titus pour

un esprit excessivement fêlé et capable de se loger dans la tête les plus grandes extravagances, et de finir par y croire. Je ne puis citer aucun fait précis qui puisse attester qu'il s'est livré à des actes de folie furieuse ; je sais seulement que des scènes très désagréables ont eu lieu souvent en famille à cause de ses excentricités, et que l'on était obligé de le calmer, comme on calmerait la violence d'un enfant. Ses emportements étaient tels qu'ils auraient pu devenir funestes, si des précautions pour le rassurer n'eussent été prises. Sa pauvre femme, remplie d'excellentes qualités et d'amour-propre, s'efforçait de cacher les misères d'esprit dont son mari était atteint. »

11. *S...*, *avocat*. « La conversation et le caractère de Titus étaient peu de mon goût ; je ne recherchais jamais sa compagnie. Il me parlait le plus souvent du système socialiste et d'utopies insensées. Ma conviction a toujours été qu'il y avait en lui une tendance à la folie. J'ai entendu dire qu'il se croyait en proie à un complot, et que c'est à la suite de cette idée extravagante que s'est opéré un grand dérangement dans ses facultés. »

12. *T...*, *père de la victime*. « Il y a plus de six ans, l'oncle de Titus, qui est également mon beau-frère, me fit part de la nécessité dans laquelle se trouvait la famille de provoquer l'interdiction de l'inculpé, à cause de la mauvaise administration de sa fortune. Son oncle ne se préoccupait que de cela ; il est revenu souvent à la charge de cet objet ; il m'en parlait encore il y a six mois comme d'une nécessité. Ce projet me répugnait, ainsi qu'à ma fille qui ne m'a jamais fait connaître le moindre nuage dans l'intérieur, et qui prenait en patience les excentricités du caractère de son mari. Son oncle me disait aussi qu'il fallait étudier les bizarreries de Titus, les tourner ou bien les combattre de front. Dernièrement, en novembre dernier, en parlant de lui, il prononça ces mots : *Il faudra l'attacher*. C'était à l'occasion d'une difficulté que j'avais eue avec lui pour la dot de ma pauvre fille. »

Dans une autre déposition, le père de la victime raconte les circonstances du mariage de sa fille avec Titus ; on n'y trouve aucun fait important, à l'exception des deux qui suivent : « 1° Il nous dit un jour, avant la célébration du mariage, que son oncle P... F... lui donnait de l'ombrage, et faisait naître en lui un sentiment de jalousie. 2° Il ajouta que cet oncle était un homme dangereux ; qu'ayant porté ses vues sur sa sœur, il pouvait bien le craindre par rapport à celle qui allait devenir sa femme. J'ai lieu de craindre maintenant, dépose M. T.. , qu'il n'a pas tardé, après son mariage, à inquiéter ma fille par son caractère ombrageux et taquin. Ses instincts violents le poussaient souvent à des extrémités : ainsi, il a blessé une fois sa femme avec un stylet ; une autre fois il a tiré un coup de pistolet à son oncle ; il a tiré également un coup de fusil à son frère J... P..., décédé actuellement. Ce pauvre frère m'avait communiqué l'intention de le déshériter, dans la crainte que, par sa mauvaise administration et par sa mauvaise tête, il ne vînt à gaspiller le patrimoine de la famille. Je le dissuadai de cela et de son projet de laisser son bien à l'enfant qui était né du mariage de Titus avec ma fille. »

13. *Madame H..., sœur de la victime.* « Ma sœur n'était pas heureuse avec Titus qui la tourmentait souvent par des taquineries et des extravagances de tout genre. Elle cherchait toujours à l'excuser et à couvrir ses torts. Il était plus méchant que fou. »

Ce témoin parle aussi de la blessure reçue par sa pauvre sœur, il y a cinq ans environ : il dit que Mᵐᵉ B... ne voulut pas lui avouer la cause de cette blessure, et que sa mère, en apprenant que Titus en était l'auteur, s'était écriée dans un moment de désespoir : « Je crois que ma fille aura le même sort que Mᵐᵉ de P... ! »

14. *Madame S...* « J'avais eu le projet de marier ma fille avec l'inculpé, mon allié au premier degré : car, malgré la légèreté et l'inconséquence de son caractère, je lui croyais bon cœur ; mais j'avais renoncé à ce projet en apprenant le coup de fusil qu'il avait tiré un jour contre son frère. J'avais cessé pendant long-

temps toute relation de parenté, depuis une scène qui se passa
entre lui et mon frère dans ma propre maison. Il avait insulté
mon frère pour un motif très futile et lui avait proposé un duel.
Je dis à mon frère qu'il avait eu tort de se compromettre avec
un fou, et l'affaire s'arrangea. J'ai toujours considéré Titus
comme un homme fou, timbré et d'un commerce dangereux, à
cause de son caractère violent. «

15. *F. L...., domestique de l'inculpé.* « J'ai été renvoyée
de la maison, il y a plusieurs années, pour avoir saisi un jour
M. Titus par le bras, et l'avoir empêché de frapper sa femme, à
qui il avait donné un soufflet par suite d'une discussion. Il diri-
gea un fusil contre moi. J'y suis rentrée trois mois après sur sa
demande. Dans cette discussion, il s'était borné à lui donner un
soufflet. »

16. *M. S. M..., parent au septième degré.* « En 1847 environ,
j'entendis des cris de détresse qui partaient de la maison R...:
j'y fus; on me dit que M. Titus avait tiré un coup de pistolet
contre son frère, mais je ne pris pas d'autres informations,
n'étant pas en bonne relation avec cette famille. Pour les autres
tentatives de meurtre, je ne les connais que par ouï-dire. »

17. *M. S. A...* « Il y a cinq ans environ, j'ai eu une alter-
cation avec Titus, dans la maison de ma sœur. Je fus obligé de
le mettre à la porte, et ses offenses furent si graves que je me
crus obligé de lui envoyer deux témoins. On vint me demander
de renoncer à cette rencontre, en me disant que mon adversaire
était fou. J'avoue que dans notre maison, à Ajaccio, où il venait
quelquefois, il a toujours été considéré, sinon comme un fou
furieux, du moins comme un maniaque et un jeune homme
faible d'esprit. »

18. *M. T. A..., beau-frère de l'inculpé.* Ce témoin raconte
qu'il ne sait rien sur les diverses tentatives de meurtre qu'en
impute à l'inculpé. Il apprend que sa pauvre sœur n'a jamais
voulu avouer la blessure qu'elle avait reçue de son mari. Puis,
interrogé sur les motifs d'irritation de Titus contre sa femme,

il répond : « Titus avait la manie d'écrire ; ma sœur ne cessait de le détourner de ses projets de livrer ses écrits à l'impression, pour lui éviter d'être la risée de ses concitoyens. Les conseils de ma sœur ne faisaient que l'irriter ; il la menaçait de l'immoler pour la faire taire. »

19. *Madame F...*, *belle-sœur de l'inculpé*. « Mon beau-frère se procurait le plaisir d'exercer des violences sur ma sœur ; je l'ai vu lui donner un coup de pied dans le ventre. De pareilles scènes se sont renouvelées fréquemment. Ma sœur ne pouvait faire une observation sans qu'il s'emportât contre elle, et qu'il ne la battît. J'ai été témoin de deux autres scènes de violence : c'est à la suite d'une scène pareille que j'ai entendu B... s'écrier : *Qui m'aurait dit qu'à vingt-deux ans j'aurais été si malheureuse par le fait de ce scélérat !* Ma sœur E... m'a raconté la scène de la blessure reçue au bras par B... Effrayée de tout cela, j'ai écrit bien souvent à mes parents pour leur en parler, et j'ai toujours qualifié Titus de monstre et de scélérat. Je ne lui ai jamais vu des moments d'absence ; il était d'un caractère foncièrement méchant, ce qui le faisait généralement détester. Il fit preuve d'hypocrisie, lorsqu'il demanda ma sœur en mariage : il montrait de la douceur de caractère et des idées d'ordre et d'économie ; mais presque aussitôt il jeta le masque, et il inspira à ma mère les terreurs qui l'ont constamment assiégée, relativement au sort de sa fille. »

Dans une déposition faite plus tard à l'audience de la Cour d'assises, ce même témoin reconnaît alors que l'inculpé était atteint d'aliénation mentale au moment de l'action de l'assassinat, et même avant cet événement.

20. *Le sous-préfet de Sartène*. « J'ai toujours remarqué des idées excentriques chez M. Titus, mais comme il aimait beaucoup sa femme, je suis moralement convaincu qu'au moment où il a commis ce grand crime, il se trouvait atteint d'aliénation mentale. »

21. *M. d'A...*, *capitaine*. « Je connais depuis peu M. Titus.

C'est sur son invitation que j'ai été passer deux jours à sa campagne. Pendant ce séjour, je me suis aperçu qu'il était d'un caractère excentrique, et qu'il exprimait parfois des idées assez bizarres. J'en fis la remarque à mon lieutenant qui était également avec nous, et qui s'en était aussi aperçu. Mais je dois ajouter qu'il était loin de se trouver dans un état d'exaltation mentale de nature à se mettre en garde contre lui. »

22. *M. C...*, *lieutenant.* « J'ai été, sur son invitation, à la campagne de M. Titus, j'y ai passé deux jours en compagnie de deux autres convives. J'y ai vu M. Titus très convenable pour nous et très gracieux pour sa dame, étant même aux petits soins avec elle. Il voulut nous lire des vers qu'il avait faits à sa femme, mais celle-ci s'y opposa. Je me suis bien aperçu que l'inculpé avait un regard vague et indécis, qu'il y avait peu de suite dans les sujets qu'il traitait, qu'il passait d'un sujet à l'autre, sans transition pour ainsi dire, mais il n'a rien dit ni rien fait qui ait pu me faire supposer qu'il était en proie à une préoccupation quelconque. »

23. *M. V... A...*, *inspecteur des douanes.* « J'ai été à la campagne de M. Titus, sur son invitation. Je n'ai vu en lui aucune préoccupation morale, ni une altération dans ses facultés. Il avait ce regard vague et indécis qu'on lui connaît ; il passait sans suite d'un sujet à l'autre, mais tout cela était normal chez lui. J'en suis reparti avant les deux officiers qui étaient avec nous. »

24. *D. J...*, *homme d'affaires de l'inculpé.* « J'étais à la campagne avec M. Titus, lors de son dernier séjour. Il est resté gai et content jusqu'au 30 novembre, mais ce jour-là il est devenu triste et morose. Il me dit que je voulais toujours le contrarier parce que je lui avais apporté des branches d'arbousier au lieu de myrthe. Il me fit le lendemain le même reproche, à cause de la salaison d'une certaine quantité de poisson. J'ai oublié de dire qu'il m'avait donné congé pour la fin de l'année, dans cette journée du 30 novembre. Le lendemain, sa femme, que je question-

nai sur la tristesse de son mari, me dit : *Il se sent mal, il était souffrant;* mais le mot de fou ne fut pas prononcé. Elle me fit la même réponse lorsque, sur la route de la campagne à Sartène, je lui demandai de nouveau la cause de la tristesse de M. Titus, qui marchait toujours en avant. Je lui ai vu donner un coup de pied à sa femme, à l'occasion d'un rôti manqué.

Le berger de M. Titus m'a rapporté que son maître, durant son dernier séjour à la campagne, lui avait demandé sur la foi du serment, si je ne lui avais pas dit qu'il était question de l'interdire comme un fou. Ce berger lui avait assuré qu'il s'était trompé.

« Dans plusieurs circonstances j'ai vu M. P. F... et madame B..., reprocher à M. Titus les extravagances de sa conduite en ces termes : *Taci che sei un tonto.* »

25. *C. P..., berger de M. T...* « J'ai vu deux fois mon maître pendant son dernier séjour à la campagne. Il me dit un jour qu'il venait de renvoyer son homme d'affaires, et que dorénavant ce serait lui qui dirigerait tout. Puis, il me demanda ce que, le 30 novembre, m'avait dit son homme d'affaires, s'il ne m'avait pas dit *qu'il devenait fou* et *qu'on allait l'interdire.* Je lui répondis que l'on ne m'avait rien dit de pareil, et qu'il n'avait pas été question de lui. Il ajouta qu'il croyait l'avoir entendu, et me fit jurer qu'il n'avait pas été réellement question de lui. La seconde fois que je l'ai vu, le 7 décembre, je lui ai trouvé un air *pensif* et *défait.* »

26. *La nommée F..., domestique.* « M. Titus m'a paru toujours un peu timbré, et dans ces derniers temps surtout, quand il venait chez ma maîtresse, sa parente, je le voyais triste, silencieux et fortement préoccupé, principalement depuis son retour de la campagne. »

27. *M. D..., cousin germain.* « L'inculpé a toujours été pour moi et à mon sens comme un fou, sans que je puisse articuler aucun fait de folie furieuse. Depuis son retour de la campagne, le 7 décembre, je me suis aperçu qu'il y avait sur son visage un

changement très notable. Il était pâle, il avait l'œil égaré, et
tout me faisait croire qu'il y avait en lui une grande exaltation
d'esprit. J'ai entendu dire, depuis l'événement, par plusieurs
personnes, que Titus était préoccupé dans ces derniers jours
d'une foule d'extravagances; il s'imaginait que toute sa famille,
que tout ses parents avaient formé un complot contre lui, dans
le but de parvenir à son interdiction. »

28. *Madame R...*, *tante germaine de l'inculpé*. « Titus a tiré
un coup de fusil contre la porte de son frère, non pour le tuer,
mais pour le forcer à ouvrir. J'ai été peu favorable à son mariage. Je crois que ma nièce B... n'a pas compris son caractère;
elle voulait le dominer, tandis qu'il aurait fallu toujours céder,
le calmer, au lieu de l'exaspérer en résistant à ses volontés. C'est
par suite d'une de ces discussions qu'il avait blessé un jour sa
femme au bras. Après cet événement, ma nièce comprit les conseils que je lui donnais sans cesse de ne jamais le contrarier.
Depuis quelque temps, il s'était mis dans la tête qu'on voulait
l'interdire. Cette frénésie, qui n'avait en réalité aucun fondement, a fini par lui faire perdre totalement la raison. »

Dans une autre déposition, le même témoin ajoute: « Depuis
le retour de la campagne, j'ai vu qu'une certaine exaltation s'était
manifestée dans l'esprit de Titus. Le désordre moral dans ses
facultés semblait continuel. La veille de l'événement, il m'envoya chercher; je l'entendis me faire les discours les plus incohérents; il me dit que l'on avait formé un complot dans le but
de l'interdire. Sa femme, son oncle et son homme d'affaires
entraient dans ce complot. Il pleura; sa femme fondit aussi en
larmes, en lui donnant l'assurance qu'il n'y avait pas de complot; on le voyait inquiet, agité, ramassant des papiers à droite
et à gauche. »

29. *Madame F...*, *petite tante de l'inculpé*. « Mon cousin P.
F... m'avait dit la veille qu'il était extrêmement inquiet à cause
de l'exaltation qui semblait se manifester dans l'esprit de son
neveu. Il me pria même de me rendre à la maison de l'inculpé

pour lui remonter le moral. Titus a toujours eu un caractère sans consistance, et j'ai remarqué que, dans ces derniers temps, il était en proie à une grande exaltation d'esprit. »

30. *M. T...*, *domestique de l'inculpé.* « Mon maître ne m'avait jamais paru doué de tout son bon sens, mais j'ai remarqué surtout chez lui un grand changement depuis son dernier séjour à la campagne. Après le départ de deux officiers de ses amis, qu'il avait invités à cette partie de campagne, il était devenu sombre, morose, disant à sa femme, qui lui demandait le motif de sa tristesse, qu'il souffrait de l'estomac. Le voyant toujours inquiet, madame se décida à rentrer à Sartène. De retour à la maison, il n'y a pas eu de querelles ; je le voyais plus taciturne, plus bizarre que de coutume, mais je n'y attachai aucune importance, et madame ne paraissait pas en faire plus de cas que moi. Rien, hier au soir, au coucher, ne m'annonçait ce qui arriverait ce matin. »

31. *M. T. J...*, *avocat.* « Je connais depuis longtemps l'inculpé et je lui ai toujours vu un caractère très bizarre. Le 10 décembre, dans la soirée, je l'ai rencontré à Sartène, et j'ai accepté d'aller avec lui au café où nous avons pris une consommation, et où nous avons fait une partie de billard qu'il a perdue. Il m'a proposé, ce qui m'a paru singulier, de payer les dépenses que j'avais pu faire à l'hôtel pendant mon séjour dans cette ville ; je lui ai répondu que l'on ne se mettait pas en voyage sans argent. »

II. — *Circonstances de la préparation de l'assassinat.*

1. *R...*, *ménagère.* « Le soir du 10 décembre, j'ai trouvé madame B... triste et abattu. Le matin du 11, je suis retournée de bonne heure à la maison pour la récolte de l'huile. La domestique me dit que madame était couchée avec son mari, qu'elle n'avait pas dormi, qu'ils s'étaient disputés toute la nuit. »

2. *T. M...*, *domestique de l'inculpé.* « J'ai assisté, le

10 mai au soir, au coucher de mon maître. M. Titus s'est déshabillé lentement ; il était triste et préoccupé. Dans la journée il n'y avait pas eu de discussion dans la famille. Le matin, le jour à peine arrivé, j'ai été dans la salle qui sépare leur chambre de la mienne. Là, madame B... m'a appelé une première fois avec sa voix naturelle ; elle m'a appelé une seconde fois, peu de minutes après, avec *une voix altérée*. M. Titus me demanda lui-même ce que c'était que le bruit qu'il entendait, *Est ce que les R...,* ajouta-t-il, *courent après moi ?* Ce bruit, dont parlait mon maître, était produit par des ouvriers qui cassaient des pierres (1). Je ne me suis pas préoccupé de tout cela, attendu que mon maître n'avait pas tout son bon sens. »

3. *M. P,.. F...* « Ce matin vers huit heures, je suis arrivé chez mon neveu et ma nièce ; je me suis aperçu qu'ils étaient couchés et que la porte de la chambre était fermée. En arrivant dans le salon qui précède la chambre, ma nièce B..., m'ayant entendu, m'appela en me disant *qu'il fallait absolument mettre un terme aux persécutions dont son mari était l'objet,* faisant allusion aux extravagances mentales qui le dominaient ; mon neveu se joignit lui-même à ses exhortations. Comprenant alors qu'il pouvait y avoir du danger, j'appelai à notre secours le capitaine V..., qui vint joindre ses efforts aux miens pour engager mon neveu à ouvrir la porte. La pauvre B... le suppliait aussi d'ouvrir, en lui disant que le capitaine le protégerait contre le complot. Ne pouvant réussir, je fis prier le curé de venir également se joindre à nous. Ma nièce, en l'entendant parler, disait à son mari : *Ouvre, M. le curé qui est si bon, te protégera contre les atteintes de tes ennemis.* Puis s'adressant à nous, quand elle se voyait menacée, parce que l'on faisait des efforts pour ouvrir, elle nous disait : *Ne vous approchez pas de la porte.*

---

(1) L'inculpé a oublié cette demande faite à sa domestique, S'il l'a faite, il a dû dire, suivant lui, les T... plutôt que les R...

» Ce pourparler dura plus de deux heures. Nous entendîmes enfin un grand cri ; on enfonça la porte ; je pénétrai le premier et je me jetai sur mon neveu qui était habillé. J'ai été blessé dans l'obscurité, sans trop savoir comment cela est arrivé. »

4. *M. C...*, *curé*. « M. P. F... est venu m'appeler dans la matinée du 11 décembre, pour me rendre chez son neveu. Je suis arrivé vers onze heures. J'y ai trouvé plusieurs personnes qui priaient M. Titus d'ouvrir la porte de sa chambre ; je l'ai prié à mon tour, en lui donnant l'assurance que je me portais garant contre toutes les persécutions dont il se croyait menacé de la part de la population de Sartène. Mes efforts furent inutiles ; seulement l'inculpé répondit : *Monsieur le curé, arrangez cette affaire, je vous en conjure* ; puis il répéta, après les nouvelles assurances que je lui donnai : *Monsieur le curé, arrangez cette affaire ; monsieur le curé, recommandez mon âme à Dieu !* Un moment ayant touché involontairement la porte, j'ai entendu madame B... s'écrier : *Ah ! ne touchez pas la porte* ; je compris alors qu'elle était dans un danger imminent, si l'on ouvrait forcément. Peu de temps après, un cri déchirant s'étant fait entendre, nous avons enfoncé la porte, mais le malheur était arrivé, et c'est à peine si j'ai pu donner l'absolution à la pauvre victime qui rendait le dernier soupir. »

5. *Madame C. R...* « J'ai été avertie ce matin par mon mari de l'état d'exaltation dans lequel se trouvait mon neveu Titus. Je suis venue immédiatement joindre mes prières à celles des autres personnes, mais il a été sourd à toutes nos remontrances ; il nous disait qu'il était persécuté, qu'il voulait des gendarmes, que l'on appelât le procureur impérial. J'ai entendu madame B... disant à nous : *Ne touchez pas à la porte* ; à lui : *Je te le jure que cela n'est pas vrai.* Enfin, un cri déchirant ayant éclaté, on a enfoncé la porte, et nous avons vu le triste spectacle que vous connaissez. »

6. *M. V...* « Ce matin, sur la prière de M. P. F..., je me suis rendu chez M. Titus qui, m'a-t-on dit, ne voulait pas ou-

vrir la porte de sa chambre. J'ai joint mes prières à celles des autres ; j'ai entendu Titus, disant qu'il était victime d'un complot, qu'on lui en voulait ; il me priait d'intervenir pour calmer la population irritée contre lui. Je lui promettais, pour le calmer, d'accéder à ses désirs. Sa pauvre femme, en nous entendant approcher de la porte, nous disait : *De grâce, ne touchez pas la porte*. Puis elle s'adressait à moi, me disant d'arranger l'affaire, comme si elle avait cru aux persécutions imaginaires de son mari. On fit venir le curé du pays dont les supplications ne furent pas plus heureuses. Enfin, un cri déchirant ayant éclaté, nous entendîmes madame B...s'écrier : *Ah ! il a le stylet*, et presque tout-à-coup : *Ah ! il me tue*. La porte est enfoncée à ce même moment, mais l'accident était arrivé. »

7. *Madame veuve R...* « Dans la matinée d'hier, ayant vu M. F. P... sortir pâle et agité de la maison de M. Titus, je m'y suis rendue, et j'y ai trouvé M. le curé qui suppliait l'inculpé d'ouvrir la porte. C'est après ces tentatives infructueuses, que l'on a entendu des cris déchirants et que la porte a été enfoncée. Je n'y suis pas entrée. »

8. *M. D...* « Hier, au moment où l'inculpé était enfermé dans sa chambre, je suis intervenu dans la maison, où j'ai trouvé d'autres personnes le conjurant d'ouvrir, en lui donnant l'assurance que rien ne se trouvait au dehors contre lui, et que la population était parfaitement tranquille. Titus reconnut ma voix et me demanda des nouvelles de ma santé ; toutes nos exhortations restèrent infructueuses, même celles de M. le curé qui lui parla de manière à le désarmer. J'ai pénétré dans la chambre avec les autres, je me suis jeté sur Titus, en lui lançant plusieurs coups de poing. Il a répondu à cela : *Ce n'est pas ainsi que l'on badine*. Je crois que Titus a volontairement blessé son oncle. »

9. *M. S...* « Je suis entré dans la chambre au moment où la porte a été enfoncée. Je suis persuadé que c'est l'inculpé qui a blessé M. P. F..., son oncle. »

10. *P. A...* « M. P. F..., son oncle, disait un jour de

Titus, en pleurant et dans un moment d'expansion : *Le malheureux ! il me faisoit pitié, même quand il me frappait.* »

11. *M. S..., menuisier.* « Le 11 au matin, M. P... F... est
venu m'appeler d'un air troublé, en me disant, sous le secret
de la confession, que M. Titus avait eu un coup de sang dans la
nuit, qu'il était renfermé dans sa chambre avec sa femme, que
l'on craignait qu'il ne fît un mauvais coup, et qu'il fallait, en
conséquence, trouver le moyen d'ouvrir la porte. Je me suis
donc rendu à la maison. M. Titus et madame B... répétaient l'un
et l'autre de ne pas toucher à la porte. J'ai entendu Titus tenir
des propos tels que ceux-ci : *Il faut faire retirer le monde, on
en veut à ma vie ; ma femme est du complot.* J'ai enfoncé la
porte après avoir entendu des cris déchirants. M. P. F...
s'étant emparé de Titus, c'est moi qui lui ai enlevé le stylet
qu'il tenait encore dans ses mains. »

12. *M. J... gendarme.* « Préposé à la garde de l'inculpé dans
la journée du 11, je crus convenable, au moment de son interrogatoire par le procureur impérial, de fouiller dans sa poche ;
j'y trouvai un couteau poignard et une clef ; mais, me voyant
approcher de lui, M. Titus me dit : *Ne me touchez pas, je suis
empoisonné.* Il me dit ensuite, d'après mes demandes : 1° qu'il
n'avait pas répondu aux questions du procureur impérial, parce
que c'était à la Cour qu'il voulait faire connaître les motifs qui
l'avaient fait agir ; 2° qu'il avait lutté quelque temps avec sa
femme, et que celle-ci étant tombée près de la porte, il l'avait
frappée en ce moment ; 3° qu'il ne voulait pas qu'on pût croire
qu'il s'était servi d'un couteau de cuisine : C'est avec une arme
de luxe qui a coûté 200 fr. que je l'ai tuée, a-t-il dit. »

13. *M. M...* « Dans la soirée du 14 décembre, étant préposé
à la garde de l'inculpé, je lui dis, sur la prière de madame veuve
R... « Comment un brave homme comme vous a-t-il pu com-
» mettre un si terrible attentat ? » Il me fit alors ce récit : « Me
» trouvant dernièrement à la campagne, un soir que j'étais étendu
» sur le canapé, feignant de dormir, j'ai entendu mon homme

» d'affaires qui disait à ma femme : Il me semble que M. Titus
» devient de jour en jour plus extravagant et plus fou que jamais;
» vous verrez que s'il touche les 25 000 fr. que lui doit la com-
» pagnie corse, il les dissipera. Ma femme lui répondit : Non,
» Titus n'est pas fou, mais quant aux 25 000 fr., on l'empê-
» chera de les toucher et on l'interdira. Cet entretien, que
» je venais de surprendre, me causa un mal infini. Depuis ce
» moment, j'éprouve à la poitrine une douleur qui me fait beau-
» coup souffrir, car j'ai vu par là qu'on voulait me mener loin.
» A mon retour à Sartène, un jour, en causant avec ma femme,
» elle me dit : Si tu touches les 25 000 fr. que nous doit la com-
» pagnie corse, il faudra donner un millier de francs à notre
» oncle P. F..., et prêter aussi une certaine somme à mon
» père. Je me récriai, en disant que je ne voulais rien donner
» à personne. Ma femme se mit alors en colère; mais, malgré
» mon refus, mon intention était de la contenter. A la suite de
» ces deux entretiens, j'ai pris un punch au café M .., et je me
» suis senti tellement bouleversé par cette boisson que j'ai cru
» être empoisonné. C'est à la suite de cette impression qu'ayant
» éprouvé, dans la matinée, des douleurs intérieures, et me
» croyant empoisonné par un poison lent, j'ai tué ma femme,
» la supposant faire partie du complot ourdi contre moi. Pendant
» toute la nuit, j'avais entendu les maçons battre à coup de
» marteau contre ma maison pour la démolir. » Le même témoin dépose encore ceci : « Dans un autre moment, il m'avait
« dis : *Ne me touchez pas, je suis empoisonné!* Puis quelques
» instants après, il avait ajouté : *Ce n'est rien, voilà que je me*
» *sens bien.* Il me dit aussi : Faites attention que ce n'est pas
» d'un mauvais coutelas de cuisine que je me suis servi, mais
» d'une arme de luxe. On veut me faire passer pour un sot,
» mais je ne le suis pas. »

14. *Premier interrogatoire de l'inculpé.* Cet interrogatoire
a été subi quelques heures après la perpétration du crime. « Je
conviens, dit l'accusé, d'avoir donné deux coups de couteau

sur la personne de ma femme, sans que je sache en quelle partie du corps je puis l'avoir frappée, à cause de l'obscurité de la chambre dans laquelle nous nous trouvions. Nous étions tous les deux dans cette chambre où ma malheureuse femme a été frappée par moi, et je ne puis pas vous dire si c'est elle qui y es' entrée la première, ou bien si c'est moi qui l'ai attirée en ce lieu. » Il rectifie plus loin cette réponse, en disant qu'ils étaient dans la chambre depuis la veille au soir. « Quant au motif qui m'a déterminé, je déclare que je n'aime pas répondre à cette question ; je ne le ferai que lorsque pareille demande me sera faite par le juge d'instruction. Je n'ai eu aucun soupçon d'infidélité. »

Il a refusé, après cela, de répondre à toutes les questions qui lui ont été posées. M. le procureur impérial fait remarquer : 1° que l'inculpé, quoique se trouvant dans un état d'exaltation, paraissait avoir la complète intelligence des faits qu'il venait d'accomplir ; 2° qu'il s'enquérait de temps à autre de l'état de sa femme, et qu'à l'annonce de sa mort, il exprima quelques signes de regret, et des larmes coulèrent de ses yeux ; 3° que son attitude a été calme, sans emportement, pendant l'interrogatoire.

III. — Motifs de l'assassinat.

1. *Certificats.* — Les certificats du maire et des médecins établissent : 1° que l'assassinat de madame R... a été la conséquence de l'anéantissement de la raison de l'inculpé ; 2° que l'on savait bien dans le pays que Titus était fou ; que l'opinion générale a été disposée aussitôt à considérer comme des actes de folie l'assassinat de sa femme, l'attentat contre son oncle, ainsi que toutes les circonstances qui se rattachent à cet événement.

2. *M. P. F. R...* « J'attribue la mort de ma pauvre nièce à un accès de démence de son malheureux mari. Il n'avait aucun motif de lui donner la mort ; il n'a pu être dominé par aucun sentiment de jalousie, attendu que madame B... ne lui en avait jamais donné l'occasion. »

3. *M. C...*, *curé*. « Je suis convaincu que la mort de cette pauvre dame n'a pu être que le résultat d'un accès de démence de la part de son mari. Ils vivaient en bonne intelligence, et madame B... n'a jamais donné lieu à aucun soupçon d'infidélité ; je pense que M. Titus n'avait aucun motif d'en vouloir à sa vie. »

4. *M. C. R...* « Je ne peux attribuer la mort de la malheureuse B... qu'à un acte de démence. Je ne sache pas que Titus ait pu être dominé par la jalousie ; il a pu quelquefois manifester des idées de ce genre, mais on n'y avait jamais fait attention à cause de la légèreté de son caractère ; sa femme ne s'en était jamais préoccupée. »

5. *M. V...* « J'attribue ce malheureux événement à un acte de démence. Je ne pense pas que l'inculpé ait jamais eu à se plaindre de sa femme, ni qu'il ait pu concevoir sur elle des soupçons d'infidélité. »

6. *M. T...* « Je ne peux attribuer la mort de ma malheureuse maîtresse qu'à un acte de démence de la part de son mari. Je ne pense pas que mon maître ait été dominé par la passion de la jalousie, parce que ma maîtresse ne lui en donnait pas l'occasion. Les personnes venues à la campagne ont été invitées par lui contre le désir de sa femme ; il ne s'est rien passé qui ait pu lui donner le moindre soupçon. »

7. *M. C...* « J'attribue à un moment de folie la mort de cette pauvre dame. Je ne sache pas qu'elle ait donné lieu à aucun motif de mécontentement contre elle, et je suis convaincu que M. Titus n'a eu aucune raison plausible pour lui donner la mort. »

8. *M. C...* « J'entends dire que cet événement est le résultat d'un accès de folie, et je suis portée à le croire, parce que l'inculpé n'a jamais eu tout son bon sens. Je ne pense pas que ce soit la cause de cet événement malheureux. »

9. *Madame veuve R...* « Je suis persuadée que cet événement malheureux a été la conséquence du désordre de l'esprit

de l'inculpé, désordre que j'attribue, non à la passion de la jalousie, mais au froissement que lui a fait éprouver la perte toute récente d'un procès avec M. P... Il s'en est beaucoup occupé durant son dernier séjour à la campagne. Le brigadier, qui le gardait à vue après l'événement, lui ayant demandé, sur ma prière, la cause de cette grande atrocité, m'a rapporté lui avoir entendu dire, *qu'il croyait être victime d'un complot ourdi par sa femme dans le but de parvenir à son interdiction.* »

10. *D...* « J'attribue le malheureux événement dont il s'agit au dérèglement de ses facultés intellectuelles. »

11. *Madame L. R...* « C'est au désordre moral de l'esprit de mon pauvre neveu que j'attribue la cause de la mort de sa femme. J'ai entendu dire que son procès avec M. P... a contribué aussi à jeter la perturbation dans son esprit. »

12. *F...* « Je ne sais rien sur les causes qui ont pu porter l'inculpé à commettre cet acte de férocité ; j'attribue cette mort à son exaltation d'esprit dont je ne connais pas la cause, mais je ne pense pas qu'il ait été dominé par la passion de la jalousie, quoique quelquefois il la taquinât sur cela ; il était habituellement d'un caractère si peu sérieux que madame B... ne faisait pas attention à ces sortes de taquineries. »

13. *S...* « J'ignore les motifs qui ont pu porter l'inculpé à cet acte de barbarie. Il était léger, mais il n'était pas aliéné au point de ne pas avoir eu la volonté de l'intelligence de son crime. »

14. *F...* « Je ne peux attribuer la mort de ma malheureuse maîtresse qu'au désordre moral dans l'esprit de son mari, mais j'ignore les causes de ce dérèglement. Ma maîtresse était une digne et vertueuse dame. Un pareil crime ne mérite point de pitié. »

15. *D'A...* « Madame B... a eu à la campagne, envers tous ses convives, une réserve convenable, polie et digne. Je suis convaincu qu'aucune passion de jalousie n'a pu, à tort ni à raison, germer, à cette occasion, dans la tête de M. Titus. »

Les déclarations des autres convives ont été conformes à cette dernière sur cette question de jalousie supposée.

16. *P. A.*. « J'ai la conviction intime que l'inculpé a dû se mettre dans la tête quelque idée excentrique qui a produit une exaltation dans son esprit, et que c'est à la suite de ce désordre moral qu'il s'est livré à cet acte de férocité. Ma pauvre parente B... était une digne et noble femme, remplie des meilleures qualités. »

17. *S...* « Madame B... était d'une nature si parfaite qu'elle n'a pu donner lieu à un motif de mécontentement. J'ignore les causes de l'exaltation de son mari, mais assurément elle ne provient pas d'une idée conçue à l'égard de la fidélité de sa femme, à laquelle j'accorde toutes les vertus imaginables. Le désordre moral de son esprit doit avoir toute autre cause, mais je l'ignore. On m'a dit que c'était l'idée extravagante de l'existence d'un complot qui avait opéré ce grand dérangement, et que ce serait à la suite de ce dérangement, qu'il se serait porté à cet acte de férocité. »

18. *M. C...* « Ma pauvre fille, pour calmer et pour éloigner de l'esprit de son mari les soupçons de jalousie qu'il manifestait quelquefois, avait fermé sa maison à tout le monde, et vivait dans une retraite absolue ; elle le suivait toujours à la campagne. Je crois pouvoir affirmer que sa réserve et sa prudence étaient telles qu'il était impossible que Titus conservât à son encontre le moindre soupçon de jalousie. »

19. *Madame J... F...* « J'aimais madame B.. comme une sœur ; elle s'est toujours conduite à l'égard de son mari avec prudence et avec beaucoup d'affection. »

20. *Madame F. P...* « J'ignore le motif pour lequel l'inculpé a donné la mort à ma sœur, ainsi que les circonstances qui ont accompagné ce crime ; tout ce que je puis dire, c'est qu'une lettre m'annonça qu'il avait frappé ma sœur dans un moment de folie. Je ne l'ai pas cru cependant, et ma conviction est qu'il a agi volontairement, surtout si je m'en rapporte aux scènes antérieures. »

Nous avons vu déjà que devant les assises ce témoin, revenant de son opinion, a considéré l'inculpé comme atteint d'aliénation mentale *au moment de l'action* qui lui est imputée.

IV. — *Faits postérieurs à l'événement.*

1. *Second interrogatoire de l'inculpé* (12 décembre 1850). L'inculpé manifeste des doutes sur sa santé, et dit qu'il se croit en danger de mort pour avoir bu une potion. Il raconte ensuite ce qui suit : « Lorsque dans ces derniers temps, je me trouvais à la campagne avec ma femme, et que je me promenais seul dans ma propriété, j'entendis mon berger qui disait à mon homme d'affaires : Qu'a donc M. Titus, qui se promène d'un air si triste et qui est si silencieux? Tu ne sais pas, lui répondit mon homme d'affaires, il est question de l'interdire. Prends garde, répondit le berger, qu'il ne t'interdise lui-même. La veille de notre départ pour Sartène, j'entendis ma femme disant à mon homme d'affaires : Il faut se presser de partir et avertir P. F..., car il est urgent de ne pas retarder cette interdiction. Lorsque ma femme s'exprimait ainsi, je me trouvais couché ; elle croyait probablement que j'étais endormi, et que je n'entendais pas ce qu'elle disait. Lorsque ma femme fut frappée à mort, elle me dit, avant de rendre le dernier soupir : *Je jure que je ne t'ai jamais trahi.* Je conviens d'avoir blessé mon oncle, et j'attribue cet acte à la position dans laquelle je me trouvais par suite d'une boisson que j'avais avalée la veille, quand je me croyais empoisonné. Cette idée de l'interdiction m'avait, il est vrai, fortement travaillé pendant mon séjour à la campagne, mais alors que j'ai frappé ces deux membres de ma famille, j'étais sous l'influence de cette crainte de l'empoisonnement, résultat de la boisson que j'avais avalée la veille. Je reconnais le stylet qui m'a servi ; je ne me suis pas servi des deux autres instruments que vous me présentez. »

L'inculpé a ensuite cessé de répondre. Il a versé des larmes quand M. le juge a cherché à lui faire comprendre la gravité de

son crime. M. le juge fait remarquer que, pendant l'interrogatoire, l'inculpé, se promenant dans la chambre et s'adressant à
un substitut, prononçait parfois des paroles incohérentes dont le
sens principal se résumait dans les mots d'empoisonnement et
d'interdiction.

2. *Troisième interrogatoire* (5 *janvier* 1857). Interrogé sur
les délits antérieurs dont il est accusé, il a déclaré ne vouloir
donner aucune explication à M. le juge d'instruction, mais que,
comme objet de conversation, il pouvait dire : 1° que le coup
de fusil tiré autrefois contre la porte de son frère, était parti de
lui-même en frappant avec le canon ; 2° que la blessure faite à
madame B... avait été occasionnée par lui, en se dégageant des
étreintes de sa femme qui l'avait saisi par le corps. « Tout cela,
ajoute-t-il, n'est pas sérieux ; ma détention est une farce, parce
que je n'ai pas assassiné ma femme. » Pour ce même motif, il
refuse de signer le procès-verbal.

3. *Quatrième interrogatoire* (10 *janvier* 1857). M. le président des assises le lui fait subir.

D. Qu'avez-vous à dire pour votre défense sur les divers griefs
d'accusation qui vous sont reprochés ?

R. Tout homme a droit de vie et de mort sur sa femme, et à
plus forte raison sur la femme d'autrui, lorsqu'elle lui appartient.
Ceci résulte en termes clairs et précis du droit romain ; c'est la
plus grande prérogative du *Pater-familias*.

D. Comment les faits se sont-ils passés ?

R. J'étais tranquillement couché dans mon lit quand madame,
prise par un sentiment mal fondé de jalousie usée, fait sentir
sur ma pauvre figure tout le venin de ses griffes. A titre de représailles, je me suis armé du premier instrument tranchant
qui m'est venu sous la main, et je l'ai plongé dans des mamelles
de sang.

D. Quelle est la véritable cause qui vous a poussé à cet
acte ?

R. 1° Parce que ma femme avait deux faces ; 2° c'est parce que je ne l'aimais pas; 3° c'est parce que je voulais en finir avec elle.

D. Pensez-vous que votre femme aurait eu le projet de vous interdire, et de vous enlever l'administration de vos biens?

R. Je crois que, comme d'abord elle en a voulu à ma personne, elle en voulait aussi à mes biens, et que c'est par un double enchantement qu'elle voulait obtenir ce double résultat.

D. Où avez-vous entendu prononcer la première fois le mot d'interdiction?

R. C'est dans la plaidoirie du prêtre V...

D. Dans votre dernier voyage à la campagne, avez-vous entendu parler d'interdiction?

R. J'ai entendu parler de cela dans un journal de Paris, pendant ma route.

Je n'ai aucune souvenance de la tentative que l'on me suspecte contre mon frère; quant à celle de mon oncle, c'est que M. P... F..., en sa qualité d'époux, a présenté sa poitrine à la place de celle de l'épouse, et a reçu en effet un grand coup de bouchon.

D. Avez-vous frappé votre oncle volontairement ou involontairement?

R. Très volontairement de sa part. Quant à la tentative de meurtre commise sur ma femme en 1851, comme elle venait de me blesser au cœur, je crus devoir lui faire une légère blessure au bras.

D. Entendez-vous parler d'une blessure matérielle ou morale de la part de votre femme?

R. Une blessure morale, faite au cœur d'un homme, est une blessure matérielle.

D. Avez-vous jamais été repris de justice?

R. J'ai été condamné à subir tout le temps que je viens de passer dans les tourments et les angoisses dont je ne vois pas encore la fin.

D. Avez-vous fait choix d'un défenseur?

R. Oui; ce sont MM. G... B... et F..., avocats à Bastia, cette pléiade de brillante jeunesse, de vertu et de grâce.

4. *M. M... R...* Ce témoin déclare que, se trouvant sur le bateau qui conduisait l'inculpé à Bastia, celui-ci lui demanda, comme un grand service, de lui donner le bras pour traverser les rues de la ville, au lieu de le laisser conduire par les gendarmes, chose qu'il regardait comme humiliante.

5° *Rapport du gardien de la prison.* — Ce rapport constate une tentative d'évasion exécutée par l'inculpé. Elle resta sans effet.

6° *Diverses lettres ou écrits de l'inculpé.* — Ces lettres, écrites dans la prison, sont assez nombreuses; on ne peut en citer que quelques extraits qui suffiront pour en faire connaître l'esprit.

Première lettre. — Il écrit à un juge de Sartène: « Je par-
» donne à tous; que Dieu également leur pardonne. Puis-je
» avoir la moindre rancune contre les magistrats, quand je par-
» donne aussi sincèrement à mes propres parents? Il est évident
» que mon état moral a dû être considérablement changé par les
» épreuves qu'on m'a fait subir... Vous savez que quand on
» veut se débarrasser d'un prince, par exemple, pour ne pas
» laisser au peuple ni regrets, ni sympathies, on le fait devenir
» fou et on l'expose aux risées publiques avant de le tuer. Il y a
» donc moyen de faire devenir folles les personnes qui ne le sont
» pas, et je crois que les épreuves, auxquelles on continue de
» m'exposer, pourraient aboutir après tout à ce résultat... Je
» tiens essentiellement à ce que les expériences que l'on fait sur
» moi cessent définitivement. »

Deuxième lettre. — Il dit au même dans une autre lettre :
« Mon oncle, pour lequel j'avais mille noires appréhensions, est
» bien le plus spirituel et le meilleur des oncles, vive Dieu ! Il
» a bien voulu me céder sa femme pendant dix ans. Il aurait
» voulu le faire bien avant, mais il lui a fallu longtemps pour
» préparer, par des moyens artificiels, les moyens de me donner

» les qualités du cœur et de l'esprit que je n'avais pas. Présen-
» tez mes amitiés à mon fils adoptif J... que j'aime à présent
» encore plus que je ne l'ai jamais aimé. Il est inutile de vous
» expliquer comment, ma mémoire s'étant rappelée les circon-
» stances de mon mariage, j'ai pu parvenir à cette conclusion
» dont j'ai acquis la certitude... J'aime à revoir au plus tôt mes
» parents ; je demande qu'en temps et lieu il soit chanté un *Te*
» *Deum* à la concorde et à la paix, *à la restitution de la femme*
» *et à l'acquisition de l'esprit.* »

Troisième lettre. — « Dieu que vous m'avez fait souffrir , »
écrit-il à son oncle, « B... est votre femme. Vous avez fait d'une
» pierre deux coups. J'étais votre neveu chéri. Vous me trou-
» viez sans doute quelque intelligence de cœur, mais trop de
» bonne foi et trop peu d'esprit. N'ayant pas de position, vous
» ne pouviez pas prendre avec vous et épouser B..., vous me
» l'avez cédée comme un ami fait à un ami. Votre nom a figuré
» dans les publications de mariage. J'en fus étonné et je crus
» que c'était une erreur. J'ai figuré moi-même dans le contrat,
» mais après vous, c'est-à-dire comme témoin. J... est votre
» enfant, c'est moi qui l'ai fait porter au registre ; mon nom n'y
» figure que comme témoin. Le contrat de mariage a été une
» pure fiction. On m'a donné de l'argent en payement de dot,
» mais avec le pacte tacite de restitution. Le mariage à l'église
» a été une complaisance du curé, mais il n'y a pas eu de consé-
» cration. Je veux me montrer aussi généreux pour vous que
» vous avez été bon et généreux envers moi. Que le ciel soit
» loué ! Bien qu'affaibli par de longues souffrances, je me sens
» heureux, en gardant pour votre fils J..., que j'aimais si ten-
» drement, toujours la même affection. »

Quatrième lettre. — Dans une autre lettre qu'il adresse à son
oncle, il est question encore de son erreur à avoir cru que B...
était réellement sa femme, de son mariage imaginaire, de l'espèce
de comédie qui a eu lieu à cette occasion, du pardon qu'il lui
accorde pour tout cela et pour les souffrances qu'il lui a occa-

sionnées, du bonheur qu'il éprouve aujourd'hui de connaître
toute la vérité.

Cinquième lettre. — Il écrit à sa pauvre femme de venir le
voir en prison ; lui demande pourquoi elle permet qu'on le laisse
si longtemps dans les tortures physiques et morales. « Que t'ai-
je donc fait ? ajoute-t-il, aie confiance en moi, mets-y autant de
franchise que j'en mets, et si tu ne m'aimes plus comme époux,
tu dois songer que je suis de ton sang, que je suis ton cousin (1), et je puis dire ton bienfaiteur. »

Sixième lettre. — Dans une lettre à M. le procureur impérial, il le prie de venir le voir avec le médecin, parce qu'il est
malade. « Ce qui me fait le plus de mal, dit-il, c'est de ne pas
voir ma tante, ma femme, si je puis l'appeler ainsi, le petit J…,
que je considérerai toujours comme mon enfant. Dites à mon
oncle que, quoi qu'il soit advenu, je m'y soumettrai sérieusement, et que je ne vois pas ce qu'il gagnerait à me faire devenir
fou ou à me faire mourir. J'ai pris la ferme résolution de me ré-
signer à mon sort et d'accepter fatalement n'importe quelle
transaction. »

Septième lettre. — Dans une seconde lettre à sa pauvre
femme, on trouve ce qui suit : « Tu sais bien tout ce que vous
» m'avez fait et les moyens que vous avez employés pour me faire
» arriver à un résultat que vous aviez prévu, c'est-à-dire à me
» faire commettre une action qui eût été blâmable, ou qui aurait
» pu me faire taxer de folie, sans les circonstances qui l'entou-
» rent et l'emploi des moyens, je le répète, que l'art le plus
» savant et le mieux étudié avait mis à votre disposition. Je
» suis encore à me demander quel a été votre véritable but. J'ai
» acquis la mémoire, qualité qui faisait défaut chez moi
» J'ai beaucoup souffert des mauvais procédés employés à mon
» égard, et de tout ce que l'on m'a fait boire ici et hors d'ici.

---

(1) La femme de Titus était, avant son mariage, sa cousine germaine.
Ils étaient enfants de frère et sœur.

« C'est à tort que tu attribuerais la moindre part *à la jalousie*
» pour le mal que, en apparence, j'avais l'intention de te faire.
» Ce mal était le résultat de tout ce que tu avais dit et fait à la
» campagne, du bruit qui toute la nuit avait résonné à mes
» oreilles, et surtout de cette traîtresse boisson qui devait, dans
» les circonstances données, me mener fatalement à l'action que
» tu sais... Tu sais toi-même et l'on sait que cette scène a été
» disposée à plaisir, pour avoir le moyen de me guérir peut-être
» de la jalousie que quelquefois je te témoignais. Si c'était là
» votre but, je t'avoue bien franchement que toute jalousie est
» éteinte et impossible désormais, alors même que j'aurais eu
» raison au fond. Tout ce qui a été dit et fait depuis n'a été que
» la répétition sans doute du même jeu, tendant à faire prendre
» à ma petite jalousie des proportions exagérées qu'elle n'avait
» pas, et qu'elle n'a jamais pu avoir. Je ne croirai jamais plus à
» rien. Il ne me reste rien à la tête par rapport à la farce que
» vous m'avez jouée. Je suis nécessairement bien fatigué, et j'ai
» besoin de soins. Je te prie, ma chère amie, de dire toi-même
» au procureur qu'il est temps de mettre un terme à tout ce que
» je souffre et de me laisser sortir. Je t'embrasse bien tendre-
» ment avec le petit J... »

Huitième lettre. — Dans une lettre au capitaine V..., il se
plaint d'être le plus malheureux des hommes. Il promet de répa-
rer les torts du passé par une bonne conduite, de ne plus employer
à l'avenir que les moyens de droit et de raison, de tout oublier,
comme on oubliera tout à son égard. Il demande avec instance
que l'on s'occupe de sa mise en liberté.

Neuvième lettre. — Dans une nouvelle lettre à son oncle, il
promet également de tout oublier, de se bien conduire à l'avenir. « Je demande, » dit-il, » à vivre chez ma tante, ou dans un
» pays lointain, pour m'occuper exclusivement de travaux litté-
» raires, et de l'ouvrage que j'ai l'intention de faire. Je vous
» fais cordialement et sans regrets l'abandon de tout le reste.
» J'ai confiance et espoir en vous, comme je vous prie d'avoir

« confiance pleine et entière en moi, qui me soumets avec ré-
» signation à la destinée, et qui vous serai reconnaissant de tout
» le bien que vous pourrez faire pour moi. »

Dixième lettre. — Il écrit ceci à M. le préfet: « Je suis
» bien depuis quelque temps, dans les prisons, en butte à mille
» persécutions. J'ai recours à vous pour vous prier de faire ces-
» ser des épreuves qui, à l'heure qu'il est, ne pourraient ame-
» ner, si on les continuait, que l'anéantissement de mes facultés
» morales, et de mon intelligence qui, ainsi que ma vie, appar-
» tiennent à Dieu, et dont lui seul a le droit de disposer. Je vous
» prie de croire que je suis en tout point digne de l'intérêt que
» vous prendrez pour moi, ayant naturellement le cœur géné-
» reux et bien fait, ayant l'intention d'être toujours reconnais-
» sant envers vous du bien que vous me ferez. Je louerai le
» prince qui vous a choisi pour ce département, et qui préside
» si dignement aux destinées de la France. »

7° *Arrêt de la cour d'assises.* — «... Attendu qu'aux questions qui lui ont été adressées à cette audience, par le président
de la cour, l'inculpé a fait tantôt des réponses incohérentes,
tantôt il s'est refusé de répondre ;

» Attendu que les conseils de l'accusé n'ont adressé à la justice aucun mémoire tendant à établir qu'à aucune époque de
l'instruction, un dérangement était survenu dans ses facultés
intellectuelles ;

» Que la conduite de cet accusé dans les prisons de Sartène
et de Bastia a toujours été régulière, et que les directeurs et les
gardiens n'ont adressé ni à l'autorité administrative ni à l'autorité judiciaire, aucun rapport de nature à faire supposer qu'une
altération s'était manifestée dans l'état mental de l'accusé ; que
sa famille, depuis son arrestation, n'a jamais réclamé pour lui
les soins des hommes de l'art ;

» Attendu que toutes ces circonstances prouvent que les parents de l'accusé n'ont jamais eu des craintes sérieuses sur son
état mental, et que tout porte à penser que les incohérences

des réponses de Titus, ne sont que le résultat d'un calcul ayant pour objet d'induire MM. les jurés en erreur, et de leur faire accroire plus facilement qu'il était en démence au temps de l'action qui lui est reprochée;

» Attendu cependant que les médecins appelés aux débats ont déclaré qu'ils ne pouvaient émettre un avis consciencieux sur l'état de folie feinte ou réelle de l'accusé, sans l'avoir visité et traité pendant quelque temps;

» Attendu dès-lors que la cour n'a pas la preuve positive de la simulation de la folie de l'accusé, et que le doute est possible, dès qu'il pourrait se faire que Titus ne fût pas en état de soutenir les débats, il est du devoir des magistrats, par respect pour le droit sacré de la défense, de surseoir au jugement;

» Pour ces motifs:

» La cour ordonne que l'inculpé sera conduit dans l'asile de Marseille, pour y être examiné et traité, et un rapport être fait sur son prétendu état de folie. »

B. — EXAMEN DIRECT DE L'INCULPÉ.

L'inculpé a été admis dans l'Asile des aliénés de Marseille le 10 avril 1857, ainsi que je l'ai déjà dit. Il est âgé de trente-quatre ans. Il s'est marié en 1847, et de ce mariage est né un seul enfant, J. R.., âgé de neuf ans environ. Sa taille est moyenne, son tempérament est lymphatico-sanguin. Il est assez agréable de physionomie; ses manières ne sont pas communes; elles sont celles d'un homme qui a reçu de l'éducation et qui appartient à la classe aisée de la société. Il a fait en France ses études classiques et quelques études de droit. En entrant dans la maison, il a eu l'air de savoir et de comprendre où il était; il a demandé tout de suite si les épreuves auxquelles on le soumettait depuis quelque temps, allaient cesser ou recommencer dans ce lieu, ne paraissant pas se douter qu'il y était amené pour y être soumis à un examen médico-légal.

Dès ma première visite et mes premiers rapports avec lui,

j'ai été frappé de l'expression de tristesse et de préoccupation pénible qui est empreinte sur sa figure ; j'ai remarqué également dans ses yeux, parfois un certain égarement, presque toujours un regard oblique annonçant la crainte et la méfiance ; j'ai constaté, en troisième lieu, une sorte de crachotement qui se renouvelle à tout instant, et qui semble avoir pour but de rejeter la salive, comme si elle renfermait quelque saveur désagréable. Interrogé sur cette singulière habitude, il répond vaguement, laissant comprendre cependant qu'il est obligé de le faire dans l'intérêt de sa santé.

Dans les premiers jours de son admission, il s'est montré indocile, très irritable, peu disposé à écouter les observations des surveillants, rebelle aux habitudes réglementaires de la maison. Il aurait voulu se coucher plus tard que les autres malades, à onze heures du soir, par exemple, ne se lever que vers neuf heures du matin, suivre, en un mot, sa seule volonté sur ce point. Il en était de même pour les repas et pour toute chose qui n'était pas de son goût, qui n'entrait pas dans sa manière de voir. La moindre observation des infirmiers le contrariait ; il y répondait par un regard de mépris, par des injures, par des paroles blessantes et même par des menaces. Il fallut plusieurs fois employer la force pour le faire coucher ou lever, pour lui faire prendre les premiers bains que j'avais prescrits. Il ne manquait pas le matin, à ma visite, de m'adresser ses plaintes à cet égard, exagérant ses motifs d'accusation contre les infirmiers, m'en parlant avec exaltation et irritabilité ; me demandant *si les épreuves seront ici plus barbares, plus terribles que celles qu'il a déjà endurées.* Son irritabilité se montre plus rarement aujourd'hui, mais parfois il paraît encore très irrité, et il m'adresse de vives plaintes contre une infinité de personnes, même contre des malades de sa division. Je parviens toujours à le calmer sans trop de difficultés, en lui faisant comprendre la nécessité d'habitudes réglementaires dans une maison si populeuse, en l'exhortant à donner l'exemple de la soumission, à cause de son éducation et de son rang social. Je ne l'ai jamais vu très irrité contre moi ; je l'ai toujours trouvé assez disposé à m'écouter. Je n'ai pas toujours réussi, il est vrai, à le convaincre, mais il reste calme quand je lui parle, et il ne me répond jamais d'une manière inconvenante, bien que son regard ait une expression d'incrédulité et de méfiance, et que, s'éloignant quelquefois sans faire aucune réponse, il paraisse ne pas ajouter foi à mes paroles, et qu'il affecte de ne pas les comprendre.

Ses actions, ses manières, son attitude, dans le quartier qu'il habite, au milieu de douze à quinze aliénés de la classe aisée de la société, présentent ordinairement l'apparence de celles d'un homme raisonnable. Les nuits sont bonnes, le sommeil ne paraît pas troublé ; les repas sont réguliers ; la tenue n'est pas désordonnée. Il ne présente habituellement aucun signe d'agitation, et, dans une conversation ordinaire, il parle sans incohérence dans les idées et les paroles, sans aucun trouble apparent dans les facultés, répondant avec précision aux questions qu'on lui pose, donnant exactement les renseignements qu'on lui demande. Il sait parfaitement réclamer les choses dont il a besoin ; il apprécie très bien tout ce qui l'entoure, et il se rend compte de la nature de l'établissement où il se trouve et du genre de personnes qui y sont admises. Le jour de son arrivée, il s'est informé si sa sœur, madame C..., était encore dans l'asile. Sur la réponse affirmative qu'elle en était partie depuis quelques jours, il a ajouté : *Elle a eu tort de ne pas me voir, avant de partir, je lui aurais pardonné toutes les sottises que m'a faites cette coquine...*

Dans une conversation ordinaire, il ne laisse échapper, comme je viens de le dire, ni incohérence dans les paroles, ni un désordre général dans les idées. Cependant, si l'on prolonge quelque temps l'entretien, si l'on cause avec lui longuement sur divers sujets, on ne tarde pas à s'apercevoir que son esprit présente une légèreté excessive, un jugement très imparfait, un raisonnement vicieux sur une foule de points. L'orgueil et la

vanité le dominent ; il a une haute idée de sa personnalité, de
sa valeur intellectuelle ; il aime le paradoxe et se passionne facilement pour les théories utopistes qui rêvent la régénération
sociale. Il est persuadé d'avoir été utile à ses semblables, d'avoir
contribué à l'amélioration morale de son pays, de s'être toujours
sacrifié pour le bien de l'humanité. On est étonné surtout, dans
les entretiens que l'on a avec lui, de le voir quelquefois, sans
qu'il y ait incohérence dans ses paroles, changer subitement le
sujet de la conversation, passer sans transition d'un sujet à
l'autre, d'un sujet de tristesse à un sujet gai, et dire des choses
futiles et sans importance à côté de choses sérieuses et utiles.

Il est habituellement taciturne, peu communicatif, se promenant seul dans les jardins ; mais il lui arrive bien souvent aussi
de s'amuser des malheureux qui se trouvent dans son quartier,
de les taquiner et de chercher à les irriter sans aucun motif.
Dans ses promenades solitaires, il parle souvent à demi-voix,
quelquefois paraissant très irrité, répandant des larmes, gesti-
culant, d'autres fois fredonnant une chanson, riant aux éclats,
semblant très satisfait de son sort. Ces deux états opposés reviennent par intervalles et se succèdent quelquefois presque sans
transition. L'irritabilité, que nous avons déjà signalée, semble
dominer son caractère ; elle reste comprimée sous l'influence de
la discipline de la maison ; mais elle se montre par intervalle à
un certain degré, à l'occasion, comme nous l'avons dit, d'une
foule de choses plus ou moins insignifiantes.

La physionomie de l'inculpé, ai-je dit, porte l'empreinte
d'une méfiance excessive. Le premier regard qu'il jette sur
vous est toujours un regard scrutateur ; il semble consulter vos
traits et les interroger, pour savoir ce qu'ils expriment à son
égard. Il se montre, sous ce rapport, toujours le même envers
toutes les personnes de la maison, envers le directeur, le méde-
cin-adjoint, les internes et les employés, envers même les malades qui sont logés dans sa division. Ses actions dénotent souvent également cette méfiance ; il semble délibérer avant de

faire ce qu'on lui demande, refuser quelquefois ou n'agir qu'avec un sentiment de regret. S'il prend un bain, il examine l'eau avec soin pour s'assurer si elle ne renferme rien de malfaisant ; s'il se met à table, il lui arrive fréquemment d'examiner la boisson et les mets, et il refuse quelquefois sa nourriture ou un plat, dans l'idée qu'il pourrait y avoir quelque chose de nuisible à sa santé. Il est venu se plaindre plusieurs fois de diverses souffrances, les attribuant tantôt aux bains, comme renfermant des substances nuisibles, tantôt à la nourriture comme paraissant contenir du poison.

Sa santé le préoccupe presque constamment ; il la croit altérée, languissante, entièrement ébranlée par les *rudes épreuves* qu'on lui a fait subir, par les *substances malfaisantes* qu'on lui a administrées maintes fois. Il sent une *chaleur intérieure* qui le dévore, il éprouve des *souffrances physiques* du côté de la tête, du ventre et de diverses parties du corps. Il demande avec instances que l'on s'occupe de lui, que l'on examine ses organes avec attention et que l'on se hâte de lui ordonner les *remèdes* nécessaires. Il est satisfait toutes les fois que je l'interroge avec soin sur la nature de ses souffrances et que je lui fais la promesse d'un traitement suivi, après mûre réflexion sur sa situation. Il se plaint, au contraire, de ma négligence, si je ne fixe pas mon attention sur lui, si j'ai l'air de n'ajouter aucune importance aux souffrances qu'il accuse, et surtout si je les considère comme imaginaires et comme ne nécessitant aucun traitement. Du reste, quelque grandes que soient ses préoccupations hypochondriaques, il n'existe aucune altération sensible dans sa constitution ; toutes ses fonctions organiques s'exécutent bien ; l'appétit est bon ; le tube digestif ne paraît être le siège d'aucune maladie sérieuse.

La tristesse que nous avons remarquée sur sa physionomie s'est traduite maintes fois, dans le courant de la journée, par de *longs soupirs*, des *exclamations pénibles*, des *paroles entrecoupées*, des *gestes* et des *phrases* dénotant une profonde mélan-

colie. « Ah! pauvre mortel! que je suis malheureux! dit-il
» quelquefois; si la justice était juste, me ferait-elle souffrir
» tous les maux que j'endure? » On l'a entendu dire : « J'ai eu
» de grands malheurs; ce n'est pas tout encore... je vivais avec
» ma femme... nous étions sous le même toit, sous la même
» couverture; cela n'allait pas!... » Une autre fois, il disait :
» Je suis un malheureux persécuté..., parce que je vois bien
» que l'on veut s'emparer de mes biens; c'est l'unique cause des
» tourments qu'on me fait endurer. » D'autres fois enfin : « On
» m'a mis avec un tas de canailles, on veut me rendre fou par
» force. Ah! la justice n'est qu'injustice... » Il pousse ces exclamations de tristesse et ces plaintes, soit à demi-voix, en lui-
même et en se promenant, soit en parlant avec nous au milieu
d'une conversation, soit en s'adressant aux malades de sa division.

Une idée dominante, à laquelle se rattachent peut-être la
plupart des phénomènes que nous avons signalés, semble régner
dans son esprit, à en juger par ses exclamations et par quelques
paroles qu'il prononce vaguement dans le courant de la journée.
Cette idée est celle d'avoir de nombreux ennemis dans son pays
et d'en compter parmi les membres de sa propre famille. Il est
riche; il a été l'héritier de plusieurs de ses parents, et, à ce
titre, laisse-t-il comprendre, il a dû recueillir toutes les haines
que l'on avait vouées à sa famille. Ses propres parents ne l'aiment pas : madame C..., sa sœur, pas plus que les autres. On
voudrait bien se débarrasser de lui pour jouir de sa fortune.
On le déteste peut-être parce qu'il n'est pas du sang véritable
des R... C'est pour cela qu'on a essayé plusieurs fois de l'empoisonner. Dans ce même but, ne met-on pas des substances
nuisibles dans l'eau des bains qu'on lui administre dans la maison? Plusieurs fois, à la suite de ses bains, il est venu vers moi
pour se plaindre sérieusement de l'*odeur particulière* qu'il avait
ressentie, de la *chaleur brûlante intérieure* qu'il éprouvait et
des *lassitudes excessives* qui s'en étaient suivies. Il se plaint

assez souvent, en l'absence même des bains, d'éprouver de *grandes lassitudes*, un *abattement physique* général, une *prostration de forces*, qui le rendraient incapable de travailler. Tout cela, suivant lui, n'a pas d'autre origine que les *épreuves* qu'il endure et les *tentatives odieuses* que l'on a exercées sur sa personne.

Tels sont les caractères généraux que j'ai pu saisir chez l'inculpé, en l'observant au milieu de sa division, en faisant surveiller ses actions, en causant quelques instants avec lui pendant mes visites, en l'examinant sans avoir l'air de le distinguer des autres malades et de porter une attention spéciale sur sa personne. Mais, après ce premier résultat, j'ai dû aller plus loin et chercher à pénétrer davantage dans son esprit pour mieux apprécier la nature de son état mental. Je me suis efforcé alors de lui inspirer quelque confiance, en l'écoutant avec attention, en prenant part à ses douleurs, en lui faisant comprendre qu'il trouverait en moi un ami et un défenseur de ses droits, s'il voulait bien me faire l'histoire de ses malheurs et me communiquer tout son sentiment à l'égard des souffances qu'il subit et des épreuves auxquelles on le soumet. Je le fais appeler plusieurs fois dans mon cabinet ; mais, quelque bienveillantes que soient mes paroles, quelque pressantes que soient mes instances, j'ai à surmonter de nombreuses hésitations pour l'amener à me raconter ses peines, à me faire la confidence des pensées qui règnent dans son esprit. Il ne se décide, en définitive, à me parler ouvertement que sous le serment de ne pas divulguer ses secrets. *C'est en famille*, m'a-t-il répété souvent, qu'il faut laver *son linge sale*. Il n'avait pas été question jusque-là du crime dont il est accusé. Voici ce qui résulte, en résumé, des nombreux entretiens que j'ai eus avec lui dans mon cabinet :

« Je suis un malheureux, comme vous voyez ; j'ai toute ma
« raison ; ne me considérez pas comme aliéné, mais veuillez
« me dire pourquoi *on me ballotte ainsi* d'un côté et d'autre,
« pourquoi l'on me soumet à des épreuves aussi rudes. Dites-

» moi si tout cela cessera, si l'on se fatiguera de me tourmenter
» de cette manière. Vous voulez savoir ma pensée sur les prin-
» cipales particularités de ma vie; la voici telle qu'elle est, telle
» que les événements m'ont permis de la concevoir :

» Je n'ai jamais eu une mémoire très active, j'oubliais surtout
» facilement les choses qui ne paraissaient pas avoir un grand
» degré de vraisemblance, qui ne reposaient sur aucun fonde-
» ment solide. Je n'attachais à ces choses aucune importance
» sérieuse ; mais il n'en est pas de même aujourd'hui ; les
» épreuves que je subis depuis plusieurs mois m'ont rendu
» la mémoire ; j'ai pu remonter alors vers le passé, et,
» d'une chose à l'autre, je suis arrivé à pouvoir apprécier par
» induction une foule de particularités que j'avais oubliées ou
» qui m'étaient restées inconnues jusque-là. Ainsi, en première
» ligne, je soupçonne que je ne suis pas le véritable fils de mon
» père ; ma mère avait manqué peut-être à ses devoirs. Mon
» père ne l'aimait pas, et ne m'aimait pas aussi à cause de cela.
» J'ai été témoin, quoique enfant, de quelques scènes qui me le
» prouvent. On m'a fait entendre plus tard que M. R... ne me
» considérait pas comme son enfant. La famille avait, en consé-
» quence, juré ma perte ; j'en porte sur ma tête une preuve ma-
» térielle bien évidente. » (Il me fait toucher son crâne ; je n'y
constate rien d'appréciable ni rien d'anormal).

» Ma mère est morte plusieurs années après mon père. Je suis
» venu de Toulouse pour la voir dans ses derniers moments. On
» la tenait en *charte privée*, elle voulait me parler en particu-
» lier, mais on ne lui en laissait pas la possibilité. Cependant, ayant
» pu me parler un jour, elle me fit entendre qu'*elle mourait
» empoisonnée* et qu'elle soupçonnait sa fille, aujourd'hui ma-
» dame C..., et un de ses beaux frères, d'être les auteurs de
» son empoisonnement. Cependant, quelque confiance qu'elle
» eût en moi, on finit par l'aigrir contre ma personne, et elle
» accueillit très mal la proposition que je lui fis, sur les instances
» de mes parents, de m'émanciper avant sa mort. Elle me re-

» poussa avec colère, me menaça même de me déshériter. Je vois
» bien maintenant que le *coup était monté* ; que *l'on m'avait*
» *poussé* à cette démarche pour me mettre mal avec elle.

» Ma sœur, madame C...., m'a pour ainsi dire avoué un jour
» que des relations intimes avaient existé entre ma mère et mon
» beau-frère, qu'un enfant en était né, qu'elle-même avait été
» séduite par ce même parent. Après la mort de ma mère, on
» mit ma sœur au couvent, où elle a laissé le fruit de ses rela-
» tions intimes. Mon oncle, réduit à une faible pension, sortit
» de la maison pour aller habiter Bonifacio. Là, étant reçu dans
» la famille T... à titre de beau frère, il y a séduit, j'en ai
» maintenant la certitude, une des filles qui devait plus tard
» devenir mon épouse, comme nous le verrons plus loin.

» Dans ma jeunesse, j'ai couru de grands dangers : on m'a-
» vait menacé de mort si je ne quittais pas le toit paternel. Un
» jour, à l'instigation d'un prêtre, animé par un esprit de vendetta
» (vengeance), un jeune homme me porta un coup de poignard
» dans l'église de Sartène. Ce même individu essaya une autre
» fois de me tuer, et, ce qui est déplorable, le conseil municipal
» du pays sembla soutenir cet assassin. On m'avait poussé, pour
» me compromettre, à faire dans le conseil une proposition contre
» le beau-père de ce jeune homme, qui était un commissaire de
» police. En faisant mal sangler mon cheval, on m'avait exposé,
» jeune encore, à périr à la suite de diverses chutes qui m'étaient
» arrivées. Étant tombé malade d'une pneumonie, tous les
» médecins voulaient me saigner ; je ne voulus pas me laisser
» faire. Je finis cependant par choisir un médecin qui me saigna
» en tremblant, et qui me tira du sang mêlé à la bile. On me
» donna, à cette occasion, des remèdes de cheval ; on me posa
» des vésicatoires qui m'arrachaient les chairs. Le parti était
» pris de me faire mourir : mais j'avais tant de courage et de
» résignation, je montrais des sentiments de cœur si élevés, que
» mes parents en furent attendris et renoncèrent cette fois à leur
» projet atroce. Une autre fois, on me fit manger des champi-

» gnons auxquels on avait ajouté du poison. J'eus des vomisse-
» ments, et l'émétique que je pris me débarrassa de tout cela.

« L'âge d'étudier le droit étant arrivé, on se décida à me
» faire partir pour Dijon ; mais avant de quitter mon pays, un
» de mes oncles, pressentant une mort prochaine, me fit des
» recommandations nombreuses à l'occasion de ma conduite à
» tenir dans l'avenir, des successions que j'aurais à recueillir et
» des précautions qu'il y aurait un jour à prendre pour la con-
» servation de ma propre personne. Arrivé à Dijon avec mon
» frère, le doyen de la Faculté me fit appeler un jour pour me
» donner des conseils, *me laissant entendre* que je devais être
» l'objet d'une grande suspicion au sein de ma famille, soit à
» cause de ma conduite passée, qui n'avait pas toujours été
» excellente au gré de mes parents, soit à cause des doutes
» qui existaient sur ma naissance. Le doyen me parla également
» de la possibilité de la mort de mon oncle, me recommandant
» de ne pas retourner en Corse, si un événement pareil arrivait.
» La nouvelle de la mort de cet oncle..., tué par un ennemi,
» arriva en effet quelques jours après. Mon frère voulut partir
» malgré le doyen ; je le rejoignis à Marseille, et nous arri-
» vâmes tous les deux à Ajaccio où résidait notre oncle. Là, des
» soupçons me survinrent sur la réalité de cette mort. Je suis
» persuadé aujourd'hui qu'il vit encore, bien que l'on m'ait fait
» *comprendre*, tantôt qu'il était mort, tantôt qu'il était vivant.

» Depuis la mort prétendue de mon oncle, deux faits impor-
» tants doivent être signalés, le premier est une tentative
» d'empoisonnement exercée sur ma famille par un berger. Je
» pense que c'est mon oncle P... F... qui avait fourni le poison.
» Les défenseurs du berger en accusèrent mon beau-frère C...
» Mais c'est là une histoire compliquée que je ne veux pas
» détailler et qui aboutit pour le berger à une condamnation à
» vingt ans de travaux forcés. Le second fait est relatif à divers
» projets de mariage que l'on faisait avorter à dessein, dans le
» but de me nuire. Étant à Paris, on m'avait conseillé de m'y

» marier, parce que, en Corse, on chercherait à empêcher
» toujours toute espèce d'union, ou que l'on s'arrangerait de
» manière à me faire épouser une femme déjà mariée. Le duc
» de Padoue fut le premier à me dire que je ferais bien d'épou-
» ser ma cousine T..., quoiqu'elle eût eu un enfant de son
» oncle. Je me récriai ; mais il me répondit qu'il fallait arranger
» en famille des affaires de cette nature. Dans ce même but, mon
» oncle P... F... m'avait conduit plusieurs fois dans la famille
» T... Mon oncle T... vint un jour me voir à Sartène, et il y
» eut entre nous échange de cadeaux. Mon frère, presque au
» lit de mort, me pressait vivement de faire ce mariage ; mes
» oncles m'y engageaient aussi beaucoup. On me vanta sa vertu,
» ses qualités, et l'on finit par me persuader que sa conduite
» avait toujours été excellente ; cependant *on s'arrangeait* tou-
» jours de manière à ce que je restasse un peu jaloux envers
» ma cousine. On me fit aller enfin à Bonifacio ; là on me donna
» à boire de je ne sais quelle eau qui me troubla les sens. On
» me fit comparaître devant le maire du pays ; on me pria de
» signer sur des registres en blanc, sur des cahiers à double
» expédition. Tout cela ressemblait plus à une comédie qu'à
» une chose sérieuse. On en fit de même à l'église ; ce fut en-
» core une espèce de farce à laquelle se prêta le curé de la ville.
» Plus tard, après le mariage, on m'a fait comprendre que
» j'avais épousé la femme de mon oncle. Je le croyais sans peine,
» attendu que l'un de mes oncles m'ayant laissé sa fortune,
» l'autre pouvait bien me céder sa femme. Mon fils J... ne
» m'appartient pas. Ma femme a eu plusieurs grossesses, mais
» j'ignore ce que mes enfants sont devenus. Elle se faisait avor-
» ter quelquefois pour ne pas m'inquiéter, et je crois qu'elle
» conservait dans une jarre en terre le fruit de ses relations cri-
» minelles. Ma femme elle-même *me l'avait fait comprendre.*

   » Mon frère, en revenant d'Italie, où il était allé pour sa
» santé qui était délabrée, me dit, à son lit de mort, qu'il mou-
» rait *empoisonné*, et qu'il ne s'en plaignait pas, attendu que

» depuis longtemps ses ennemis avaient juré sa perte. Il me
» donna le conseil de m'attacher à mon enfant J... et de le faire
» mon héritier. Ce que je ne comprends pas, c'est que, dans
» les derniers temps qu'a vécu ce frère, on l'a *tenu enchaîné*
» dans son lit, j'en ai aujourd'hui la certitude.

   » Le temps marqué pour les épreuves que l'on voulait me
» faire subir avançait à grands pas. Le doyen de l'École de droit
» de Dijon m'avait fait entendre que, dans une douzaine d'an-
» nées, l'oncle que l'on disait mort reviendrait et qu'une nou-
» velle famille serait produite pour recueillir mes biens. Ce
» serait trop long de faire connaître tous les détails préliminaires
» de *cette sorte de jeu*. Mais bientôt, d'une part, on me fit des
» menaces d'interdiction ; d'une autre part, une tante chérie
» me consola en me disant que cela n'aura pas lieu. On prépare
» tout, en un mot, pour que, dans un moment d'égarement
» occasionné par la boisson que j'avais prise la veille, j'assassine
» ma femme et que je devienne ainsi un grand criminel. Je lui
» ai porté en effet des coups de stylet. J'avais lieu certaine-
» ment de me plaindre d'elle, mais je croyais avoir le calme
» nécessaire pour supporter les rudes épreuves qui se prépa-
» raient sans en venir à cette extrémité.

   » J'étais allé passer quinze jours à la campagne pour me dis-
» traire : j'entendis là encore parler d'interdiction ; mon homme
» d'affaires en parlait à mon berger ; j'en fus très inquiet. Ma
» tante m'avait un peu calmé, en m'assurant qu'il n'en était
» nullement question ; mais j'avais compris, d'un autre côté,
» qu'il s'agissait de quelque chose de pire que l'interdiction ; on
» en parlait toujours *à double sens* ; ma femme m'avait dit que
» j'avais besoin d'un médecin, que mes livres me faisaient perdre
» la tête et qu'*un barbier* (1) viendrait un jour me les jeter par
» la fenêtre. Toutes ces idées me tourmentaient beaucoup de-
» puis quelques jours. Je sais que l'on me faisait *boire de l'eau*

---

(1) Le mot de *barbier* est pour lui une allusion offensante.

» qui me *brouillait* et qui me rendait *idiot*. Le jour de l'évé-
» nement, je priai ma femme d'avoir pitié de moi, de ne pas
» m'abandonner, de me sauver. J'entendis du bruit à la porte
» de la chambre ; on parlait fort. Le curé me suppliait d'ouvrir ;
» je voyais là des projets divers dont je ne me rendais pas bien
» compte. Madame B... leur disait bien : *N'ouvrez pas, ou il
» me tuera !* Mais je voyais qu'elle cherchait à ouvrir. Je l'ai
» frappée du stylet dont j'étais armé au moment où, s'appro-
» chant de la porte, elle a été sur le point de l'ouvrir.

» Du reste, tout cela n'a été qu'*un jeu ;* je ne pense pas que
» ma femme soit réellement morte. On m'a poussé à cela pour
» avoir de nouvelles accusations contre moi. Elle s'est arrangée
» de manière à me rendre responsable de fautes dont je ne suis
» pas coupable ; ainsi, d'avoir fait enchaîner mon frère à ses
» derniers moments, d'avoir comploté contre la vie de l'Empe-
» reur, d'avoir fait empoisonner plusieurs de mes enfants, d'a-
» voir opéré divers avortements, etc.

» Depuis cet événement, j'ai eu à supporter les *épreuves* les
» plus terribles ; j'ai enduré tous les *affronts imaginables* ; j'ai
» passé par toutes les *craintes les plus pénibles*. j'ai subi inté-
» rieurement les *agitations* les plus affreuses, occasionnées par
» les *boissons funestes* que l'on m'a fait prendre et par les épou-
» vantables souvenirs du passé. Tout ce terrible passé que j'avais
» soupçonné était oublié depuis longtemps ; c'était pour moi à
» l'état de *lettre morte*... Mais mes yeux se sont ouverts à la
» lumière par suite de ces épreuves ; j'ai acquis la mémoire et
» l'intelligence du passé, et j'ai alors parfaitement compris tout ce
» que je n'avais que soupçonné, tout ce que j'avais même ignoré
» complétement. Dans la prison, on m'a toujours tenu entre la
» crainte et l'espoir ; on m'a parlé un langage de signes. On me
» donnait quelquefois du bouillon par moquerie, attendu que
» chez nous, en disant de quelqu'un *c'est un bouillon*, on veut
» dire qu'il n'a pas d'esprit. On me parlait, en me faisant des
» grimaces qui avaient diverses significations ; on me donnait »

» *boire de l'eau* qui me faisait du mal, et, tout en rejetant
» la salive qui était comme empoisonnée, j'en étais malade. Ma
» nourriture m'obligeait aussi à cracher. On me faisait tous les
» jours mille propositions diverses, tantôt on me laissait entre-
» voir la mort, le poison, le séjour dans une maison de fous,
» l'interdiction, un conseil judiciaire; tantôt on avait l'air de me
» dire que dorénavant on me ferait résider chez un de mes pa-
» rents, ou que l'on me ferait épouser une fille naturelle, soit
» de ma sœur, soit de ma femme, tantôt enfin que l'on me per-
» mettrait de rentrer chez moi sous un nouveau titre. Ce sont
» ces rudes épreuves qui m'ont redonné la mémoire et rendu
» l'intelligence du passé, mais ce retour de l'intelligence m'a
» coûté bien cher; j'ai beaucoup souffert et je souffre encore.

» En définitive, je me trouve dans une maison d'aliénés, et
» je ne vois pas de terme à mes épreuves. J'eusse préféré *la*
» *mort...* que la Providence m'avait assignée et à laquelle je
» m'attendais... Ici je suis bafoué par tout le monde, on me
» traite avec ignominie : je meurs à tout instant à petit feu; on
» m'avilit, et, en m'avilissant, on me tue. Je demande pourtant
» à rester ici, si, en sortant, on doit continuer à me faire souf-
» frir. Mais c'est en vain que l'égoïsme et les préjugés cherchent
» à me rapetisser; je me sens encore assez grand pour honorer
» ce pieux asile. Accablé et humilié, je me sens fort sous le re-
» gard de Dieu par le droit de l'intelligence, par ma dignité mo-
» rale et par les affirmations de ma conscience. »

Tel est le récit, réduit à ses particularités les plus essentielles,
que j'ai obtenu de l'inculpé dans nos divers entretiens. Se laissant aller quelquefois, sur plusieurs circonstances de sa vie, à
des détails trop minutieux et d'une prolixité excessive, il m'a
fallu le prier d'être plus concis, de revenir, après quelques jours,
sur certains faits, et même de me faire par écrit le résumé de
diverses parties de son discours dont le sens était resté un peu
obscur, ou que je feignais de n'avoir pas pu bien comprendre.
Je voulais m'assurer par ce moyen si ses idées ne varieraient pas,

si ses déclarations relativement à ses pensées dominantes seraient toujours les mêmes sans aucun changement important. Son récit n'a jamais varié ; ses écrits et ses paroles ont toujours accusé les mêmes plaintes, les mêmes particularités, quoique exprimées en termes différents. Il a toujours été calme dans ses entretiens ; ses paroles ont été suivies, sans autre incohérence que celle signalée plus haut, de passer quelquefois d'un fait à un autre, sans une transition naturelle. Il a été habituellement triste, rempli de méfiance, interrogeant souvent ma physionomie, me regardant souvent de travers, hésitant à me faire connaître certaines particularités. Il aimait mieux me raconter verbalement ses idées que de les écrire ; et, quand il me remettait ses écrits, c'était toujours sous la condition du secret et simplement à titre de communication ; il n'avait plus de repos que je ne lui eusse rendu les papiers qu'il m'avait confiés ; il me les réclamait tous les jours avec instances et les déchirait immédiatement, disant qu'il ne faut pas laisser subsister des détails de famille aussi dégoûtants que ceux-là.

Il ne me reste plus, pour compléter tout ce qui résulte de mes observations, qu'à faire connaître divers passages de lettres écrites dans la maison, qui me paraissent de nature à caractériser également l'état mental de l'inculpé. On y lit ce qui suit :

« 1° Je prends la liberté, monsieur le docteur, de vous écrire » pour vous prier d'apporter quelque soulagement à mon pauvre » corps, travaillé encore à la suite des rudes épreuves que l'on » m'a fait subir.

» Quelque chose de brûlant s'est mêlé au sang qui coule dans » mes veines, et ma tête fatiguée est loin d'avoir l'aplomb et le » calme qui appartiennent à l'état naturel.

» Je me rappelle que, pendant les épreuves, mon sang, quoique » bien plus agité par je ne sais quel liquide inventé pour me » torturer, se calma immédiatement au simple toucher d'une » substance humide que l'on me dit être ammoniacale.

» Ma tête avait été mise dans un état d'idiotie presque com-

» piète ; elle se trouva parfaitement dégagée dans l'espace de
» quelques heures, à l'aide d'une boisson que l'on me dit être
» *phosphorisée*, mais qui était *saturée par je ne sais quel sel*
» dont les effets étaient analogues à ceux de l'*étincelle électri-*
» *que* sur le corps humain. Le sel se dégageait par les *pores cu-*
» *tanés*, sur tous les points de la superficie de la peau, mais à
» plus forte dose sur la poitrine. J'ai cru à propos, monsieur le
» docteur, de vous fournir ces détails par écrit, afin que vous
» puissiez retrouver le remède que la science a mis à côté des
» *effets internes* qui ont été produits sur moi.

» Je ne pourrais jamais vous prouver ma reconnaissance,
» mais seulement vous la témoigner. Votre récompense, vous
» la trouverez dans la satisfaction d'avoir allégé une souffrance
» et ouvert votre cœur à un sentiment d'humanité.

» 2° Monsieur le docteur,

» Je me plains de la conduite que vous tenez à mon égard.
» Comment ! je souffre depuis près de six mois le martyre,
» j'arrive dans votre établissement, je m'y trouve depuis à peu
» près un mois, et vous ne me portez pas le moindre soulage-
» ment. Vous n'avez d'autres remèdes pour moi que les bains
» qui amollissent et énervent le corps, et cette humiliante disci-
» pline qui sert à former des esclaves. Le Tasse, me direz-vous,
» fut soumis pendant sept années entières à la vie de l'hôpital,
» c'est vrai ; mais il y a si loin entre moi et le Tasse qu'entre
» un pygmée et un géant ; mais le Tasse rencontra, dans son
» asile même, des adoucissements aux rigueurs du duc de Fer-
» rare, puisqu'il y composa cet immortel chef d'œuvre que la
» postérité se transmettra de siècle en siècle, en plaçant son nom
» à côté de ceux de Virgile et d'Homère. Qu'est-ce qu'il y a de
» commun entre M. Aubanel et l'indocte commis d'Alphonse ?
» et pourtant toutes mes réclamations sont frustrées, même celles
» qui tendent à changer mon état de souffrances intérieures !
» J'attends.

» *P. S.* Je me sens toujours brûler intérieurement, et vous
» me pardonnerez si je viens vous rappeler au souvenir de ma
» première lettre

» 3° Je ne dissimule pas mes plaies, mais je ne croyais pas
» que ce fût une raison de me faire tant souffrir. Je me de-
» mande quels sont mes torts personnels et quel fut mon crime ?
» Je joue sans doute le rôle le plus piteux, le rôle de l'âne dans
» les *Animaux malades de la peste...* J'ai travaillé toute ma vie
» pour le bien de mes semblables, auxquels je n'ai jamais vo-
» lontairement causé le moindre mal ni la moindre peine. Mon
» Dieu ! je ne puis m'empêcher de trouver la société mau-
» vaise, et que ces temps ressemblent, avec un raffinement de
» civilisation, aux temps néfastes de la Judée et de la Grèce.
» Comment donc l'humanité, en ayant l'orreur de son passé,
» retombe-t-elle toujours dans les mêmes écarts ? Pourquoi
» donc persécute-t elle, avec une si flagrante injustice, ceux qui
» auraient donné jusqu'à leur vie même pour l'avénement du
» règne de la justice ?... Je mentirais à ma conscience, si je ne
» protestais pas contre tout le mal que l'on m'a fait, et je n'ai
» rien à espérer de ma protestation ! Le Sauveur des hommes
» demandait à ses juges : *Si j'ai péché, dites-moi en quoi je*
» *suis répréhensible, et si je n'ai pas péché, pourquoi me*
» *persécutez-vous?* Quant à moi, je le sais, on ne m'a pas même
» laissé le droit d'adresser de semblables plaintes, et je ne par-
» tage avec le bon Sauveur que la couronne d'épines, le roseau,
» l'éponge remplie de fiel et toutes les moqueries dont il fut
» l'objet, souillure dont dix-huit siècles d'expiation fervente
» ont pu à peine à demi lasser l'humanité. Hélas ! avec la con-
» science d'avoir toute ma vie et de toutes les forces de mon
» âme aspiré au bien et d'avoir été en butte à des persécutions
» que je ne crois pas avoir méritées, je ne puis, comme lui,
» qu'adresser au ciel, pour ceux qui m'ont persécuté, cette

» humble prière : *Pater, dimitte illis, non enim sciunt quid
» faciunt.*

» 4° Toute ma vie a été une longue épreuve de trente-quatre
» ans, contre laquelle, pour résister, il m'a fallu une grande
» apathie naturelle et un vice d'esprit provenant de l'habitude
» et de l'éducation. J'étais fou, mais ma folie était la plus noble
» de toutes, celle qui croit à la vertu, et la plus tenace, parce
» qu'elle était fondée sur la nature. Je vivais d'aspirations, de
» foi, de confiance et d'amour. Bien des passions se sont agitées
» autour de moi. J'étais peut-être, au milieu des éléments qui
» m'entouraient, l'élément le plus désintéressé, le plus honnête
» et le plus pur. J'ai été joué toute ma vie !

» La grande difficulté, le grand obstacle, est dans la question
» d'intérêt. Cette question est logiquement et moralement réso-
» lue à l'égard de mes oncles, ma sœur se trouvant, moins les
» épreuves que je subis, dans une situation égale à la mienne.
» La pierre d'achoppement est mon beau-frère. La succession
» paternelle passant intacte à mes oncles, c'est lui qui se revêt
» de mes dépouilles. Il a été assez ladre pour passer un acte
» inique, et il sera assez lâche probablement pour vouloir le
» maintenir. S'il se contentait seulement de me prendre mon
» bien ! mais c'est ici l'histoire du loup et de l'agneau.

» Vous me demandez, monsieur le docteur, l'exposé des
» épreuves que j'ai subies. On m'a d'abord fait éprouver une
» *douleur aiguë*, et puis on me l'a guérie. On m'a mis dans un état
» tel à me faire croire que j'étais empoisonné, et que j'avais tué
» madame B... J'ai été ensuite conduit en prison, où, l'ivresse
» passée, je suis complétement revenu de ces deux erreurs. On
» m'a réduit à un état d'idiotisme presque complet, et puis,
» après quelques jours, on m'a rendu, au moyen d'une potion,
» à l'état primitif. On m'a ensuite donné une mémoire prodi-
» gieuse qui me rappelait constamment des souvenirs d'espoir
» et de crainte, et l'on m'a fait souffrir *tout ce qu'un homme*

» *peut souffrir*. On m'a fait voir *toutes les choses en beau*, par
» une sublimation, si je puis m'exprimer ainsi, de l'intelligence,
» puis on a travaillé ma tête par les divers états de folie simulée.
» Toutes mes idées *s'étaient brouillées*; elles se sont ensuite
» insensiblement *débrouillées* et *recomposées* de manière à
» faire naître en moi, à l'aide de la mémoire et de l'intelligence,
» de nouvelles convictions. Les détails des épreuves que j'ai
» subies seraient presque infinis; je me borne à ce que je viens
» de vous dire, en y ajoutant que ces épreuves deviendront un
» véritable bienfait pour moi, au point de vue de l'intelligence,
» si les deux inconvénients qui en sont résultés, un *feu conti-*
» *nuel* qui me ronge et une *faiblesse de tête* que je vous ai si-
» gnalée, viennent à disparaître. Ce dernier bienfait, je l'attends
» promptement de vous avec confiance. »

5° Dans une réponse à sa sœur qui lui avait écrit pour le
consoler, on lit ceci :

» Tes affaires t'empêcheront sans doute de venir me voir
» aussi loin, d'autant plus que V... t'en empêcherait. On fait
» tout pour avoir de l'argent, et le sang se souvient. S..., le
» chef de la maison de ton mari, vendit son propre frère aux
» Génois, pour un peu d'argent! Je comprends l'embarras de
» ta position, et, bien que tu ne mérites rien, je te jure que je
» ne t'en veux pas ; et afin que tu ne te fasses pas d'illusion, je
» t'en ferai connaître le vrai et unique motif, c'est que tu es
» ma sœur. »

Les diverses lettres de sa famille qu'il a reçues à Marseille,
et dans lesquelles on lui prodiguait mille consolations, ne l'ont
jamais satisfait ; il en a toujours été irrité, les déchirant en
mille morceaux, poussant, en les lisant, des exclamations de
pitié et de colère, ne paraissant accessible à aucun sentiment
de sensibilité et d'affection à l'égard de ses parents, même envers une de ses tantes qu'il avait autrefois toujours affectionnée.
Il ne s'est décidé à répondre à sa sœur que sur mes instances
réitérées.

C — Considérations médico-légales sur les faits relatés.

Les faits qui ont été relatés comme résultant de l'examen du dossier de l'affaire et de l'exploration directe de l'individu sont-ils assez caractéristiques pour la solution du problème qui m'a été confié, à savoir si l'inculpé est atteint ou non atteint d'aliénation mentale, s'il simule ou non la folie, et, comme conséquence naturelle, si le crime dont il est accusé a été produit en pleine jouissance du libre arbitre ou sous l'influence d'un désordre intellectuel ? Ces faits suffisent pour la solution de ce problème ; ils sont complets, significatifs et concluants ; leur interprétation scientifique ne laissera aucun doute sur la nature réelle de l'état psychologique de l'inculpé, soit dans les temps qui ont précédé l'événement, soit au moment de la perpétration du meurtre, soit dans ces derniers mois, depuis qu'il est dans les prisons et qu'il a été soumis à mon observation. L'examen direct auquel je l'ai soumis suffirait à la rigueur pour la détermination de sa situation mentale ; mais, comme tous les faits étudiés se prêtent un mutuel appui, et que de leur ensemble surtout doit découler la conviction qu'il s'agit d'obtenir, il sera plus logique de commencer par les antécédents et d'arriver successivement aux phénomènes qui ont suivi, tout en empruntant, dans le cours de cette appréciation, à l'une ou à l'autre des diverses catégories de faits, les preuves qui pourront me mettre sur la voie de la vérité.

I. — *L'inculpé était-il aliéné avant l'événement ?*

Un premier fait, qu'il n'est pas permis de révoquer en doute, est celui de l'existence dans la famille R... de trois cas d'aliénation mentale. Le dossier n'en parle pas, mais des personnes très honorables l'ont attesté, et puis-je ne pas regarder leur déclaration comme vraie, lorsque l'un des trois cas signalés a été constaté par moi-même dans l'asile de Marseille ? L'hérédité est une cause puissante de folie ; elle peut provenir du père ou de la mère, remonter jusqu'aux aïeux, et quelquefois se rattacher à des lignes collatérales. Il n'est pas rare de voir cette singulière prédisposition originaire se manifester simplement sur une seule branche, et même quelquefois sur la totalité des enfants d'une famille, sans qu'il ait existé chez les ascendants aucun cas réel d'aliénation mentale. La science n'a pas encore pénétré tous les mystères de la transmission héréditaire, ni des prédispositions natives pouvant tenir quelquefois sans doute à des déviations de la vie intra-utérine ; mais nous savons déjà que certains états psychologiques du père ou de la mère, qui ne sont point encore de la folie, quelque bizarres qu'ils paraissent, suffisent pour expliquer la production de cette maladie chez les enfants, et que diverses conditions pathologiques des centres nerveux, comme celle, par exemple, qui résulte de l'usage immodéré des boissons alcooliques, entraîne cette sorte de dégénérescence native. Cette expression de *cancer moral*, dont se sont servis les médecins de Sartène pour caractériser ce vice héréditaire, exprime parfaitement la prédisposition originaire existant dans la famille de l'inculpé.

Quand cette prédisposition est réelle, il est rare qu'elle ne se fasse pas sentir de bonne heure, dans le jeune âge, par diverses singularités de caractère, par des habitudes excentriques, par de l'irritabilité, par de la légèreté de l'esprit, par une grande déviation du jugement, par des idées originales, par une conduite plus ou moins désordonnée, par un ensemble, en un mot, de phénomènes psychologiques qui étonnent, qui inquiètent les parents et qui font considérer les individus de cette catégorie comme à demi fous, comme *timbrés*, suivant l'expression dont le public se sert habituellement. L'inculpé ne se trouve-t-il pas dans ce cas ? N'a-t-il pas présenté, très jeune encore, et à un haut degré, tous ces phénomènes moraux dont l'importance est incontestable, et que le médecin aliéniste voit si souvent se transformer plus tard en une folie bien caractérisée ? Il n'est pas permis d'en

douter, en présence des témoignages si multipliés sur la nature
de ses antécédents.

Les certificats des médecins établissent que, dès sa jeunesse,
il s'est fait remarquer par des *excentricités*, par des *bizarreries*
dans les idées, par l'*extravagance* de ses propos et l'absurdité
de ses raisonnements. Le curé du pays avance qu'il a toujours
passé pour un esprit *incohérent* et *timbré*. Les déclarations de
la plupart des témoins renferment des expressions diverses qui
caractérisent parfaitement son état mental : il était d'*un esprit
léger*, *bizarre* et d'*un caractère sans consistance* ; il n'a jamais eu
tout son bon sens ; c'était *une tête légère* ; il se passait dans sa
maison des *scènes diverses* à cause de ses *excentricités* ; il fallait le calmer *comme un enfant* ; il se *passionnait* pour toutes
les utopies ; il y avait en lui une *tendance* marquée à la folie ;
c'était une *pauvre tête* ; il était *ombrageux* et *taquin*, d'un
caractère léger et inconséquent ; on le considérait comme un
maniaque, et comme un jeune homme d'un très faible esprit.
Sa femme, en lui reprochant ses extravagances, lui disait quelquefois : *Taci che sei un tonto*. Ne sait-on pas, en outre, d'a-
près certaines dépositions renfermées dans le dossier, et d'après
quelques renseignements officieux qui me sont parvenus, que
sa conduite a souvent inspiré de l'inquiétude à sa famille, *qu'il
négligeait l'administration de ses biens*, que ses parents, tourmentés par ses habitudes de dissipation qui pouvaient compromettre son patrimoine, s'étaient quelquefois demandé si l'on ne
ferait pas bien *de l'interdire* et de lui nommer *un curateur ?*
Il avait la *manie d'écrire* et de *se faire imprimer*. Il se croyait
appelé à régénérer l'espèce humaine, il passait son temps à
composer des mémoires qui le rendaient *ridicule* et l'exposaient
à la *risée publique*. Sa pauvre femme en souffrait beaucoup ;
elle combattait sans cesse cette malheureuse tendance, et elle
lui disait bien souvent que ses livres finiraient par lui faire perdre
la tête. Dans les événements politiques de 1848 et dans ceux
qui ont suivi, il s'est fait remarquer, à ce que l'on assure, *par*

une grande exaltation, par des excentricités nombreuses, par
des actes d'une rare extravagance. L'autorité fut obligée de le
faire emprisonner momentanément, à cause du trouble que ses
manifestations politiques occasionnaient.

Dans cet ensemble de particularités que les témoins ont fait
connaître, il est impossible de ne pas reconnaître la plus grande
disposition à la folie. Ce n'était pas encore la folie elle-même,
mais c'était, on peut le dire, une organisation spéciale, incomplète, viciée, à laquelle une fatale hérédité avait présidé, se traduisant déjà par des actes peu raisonnés et insolites, pouvant
marcher insensiblement vers la maladie ou se troubler, sans
résistance aucune, sous l'influence de quelque cause morale perturbatrice. Il est difficile de déterminer la cause réelle qui a pu
se surajouter à cette prédisposition native, pour occasionner le
dérangement de cette faible organisation cérébrale. Les déclarations des témoins ne nous apprennent rien de positif à ce sujet.
On avait cru d'abord que quelque sentiment de jalousie envers
sa femme avait dû y contribuer ; d'autres ont pensé que la
crainte de l'interdiction l'avait beaucoup inquiété ; il en est qui
l'ont attribué à un procès tout récent, venu à l'occasion d'une
délimitation de terre ; mais la maladie, à mon avis, existait à
un certain degré, antérieurement à l'action de ces causes
dont la réalité est loin d'être démontrée. La conduite de madame B... ayant toujours été exemplaire, ne doit-on pas considérer déjà cette sorte de jalousie, si jalousie il y a eu, comme
un premier symptôme de dérangement ? Cette idée, du reste,
ne le tourmentait pas, dit-il lui-même, et son procès également
ne l'avait pas beaucoup inquiété. C'est la menace de l'interdiction, ajoute-t-il, qui lui a inspiré les plus grandes inquiétudes ; mais ne s'est-il pas exagéré cette affaire ? Ses craintes
étaient-elles bien fondées ? Cette idée d'interdiction ne s'est-elle
pas produite, en dernier lieu à mesure que se sont montrée
d'autres signes d'aliénation mentale ? J'examinerai bientôt cette
question. Quoi qu'il en soit, cette dernière circonstance étiolo-

gique ne pourrait être invoquée que pour expliquer la perpétration du meurtre, la production de l'accès, sous l'influence
duquel l'événement serait arrivé ; elle ne pourrait jamais nous
suffire pour nous rendre compte de l'origine de la maladie qui,
suivant toutes les probabilités, est antérieure de beaucoup à ce
malheureux événement. On aurait pu l'interdire, il est vrai,
comme prodigue et non comme fou ; mais la folie eût été
invoquée sans doute dans ces derniers temps, si la famille avait
voulu recourir sérieusement à cette mesure judiciaire, ainsi
qu'elle pouvait en avoir eu quelquefois le projet.

Il est une cause dont ne parle pas le dossier, mais dont
l'existence doit être supposée, qui a pu, à en juger par quelques
déclarations de l'accusé, avoir contribué singulièrement à troubler son cerveau. Des haines invétérées ont existé contre la famille R...; la *vendetta* y a fait de nombreuses victimes ; des
membres de cette famille se sont vengés par la mort de plusieurs
de leurs ennemis. L'inculpé, héritier, jeune encore, d'une belle
fortune territoriale par suite de la mort accidentelle ou naturelle
de ses proches parents, n'a-t-il pas été effrayé de la grave responsabilité qui allait peser sur sa tête ? Ne s'est-il pas demandé
s'il ne serait pas destiné lui-même à périr sous les coups de ses
implacables ennemis ? Il dit lui-même avoir été menacé à diverses
reprises. Il y a sans doute aujourd'hui de l'exagération maladive
dans ses déclarations, mais on m'a assuré que des tentatives
réelles s'étaient produites à son égard, et, en définitive, ses
exagérations actuelles ne dénotent-elles pas en vérité la préoccupation pénible à laquelle il était en butte depuis sa plus tendre
jeunesse ? On comprend combien a pu être puissante cette cause
perturbatrice, comment elle a pu finir, en agissant lentement
sur sa frêle organisation, par altérer graduellement ses facultés
et le conduire insensiblement à la folie.

Du reste, quelles que soient les causes qui ont pu agir sur
lui, voyons en dernière analyse s'il y a eu maladie, et à quelle
époque elle aurait commencé à se montrer d'une manière évi-

dente. On ne peut avoir que des présomptions sur le début réel de l'affection mentale dont il a été atteint, le désordre n'étant survenu que lentement, ne se montrant que par intervalles et s'étant traduit pendant longtemps sans aucun accès caractéristique. Ne perdons pas de vue que la famille prenait le plus grand soin à tenir secrets les premiers symptômes de cette affreuse infirmité. Il est très commun de voir un délire lypémaniaque exister pendant des années entières sans aucune manifestation extérieure, rester concentré au sein de l'individu lui-même ou de la famille, et ne se montrer que par la perpétration d'un meurtre sur l'un des parents ou sur une personne étrangère à la maison. La science fourmille de faits à cet égard ; mais aujourd'hui que la lumière commence à se faire sur l'état mental de l'inculpé, ne trouvons-nous pas, dans les particularités de sa vie, des preuves incontestables de dérangement, antérieurement à l'événement du 11 décembre ?

Cette jalousie si peu raisonnée, qu'il manifeste envers son oncle au moment de son mariage, *ses taquineries* et *ses méchancetés* envers sa femme, *ses actes de violence* non motivés ou se produisant à l'occasion de la plus légère discussion, ses moments de colère non réfléchie, *son coup de fusil* contre la porte de son frère qui ne voulait pas lui ouvrir, *ses propos* souvent décousus, sans suite et sans consistance, les scènes désagréables qui se passaient habituellement dans la maison à cause de ses excentricités, les *actes d'extravagance* auxquels il se livrait au su de beaucoup de monde, *plusieurs des particularités* relatées plus haut, tout cela, en définitive, n'est-il pas l'indice d'un dérangement intellectuel ? La plupart de ces actes ne sont-ils pas les premières manifestations d'une maladie cérébrale qui, avant de se déclarer d'une manière complète, donnait déjà des preuves incontestables de son évolution ? Que d'actes insolites de la jeunesse que l'on rapporte naturellement d'abord à l'inconduite et à la perversité, sont plus tard mieux appréciés et viennent se ranger rationnellement, quand le mal a éclaté d'une manière évidente, sous la bannière de la folie, dont la période d'incubation remonte quelquefois à de longues années !

Une domestique de la famille nous apprend que M. Titus, qu'elle connaissait depuis six ans, était sujet à des *moments d'alié-nation mentale*. La plupart des témoins le considéraient depuis longtemps comme *un fou*. Les médecins nous disent que les personnes initiées aux secrets de la maison le regardaient *comme tel*, depuis six ans environ. Ils ajoutent encore que, depuis la maladie de sa sœur, il lui arrivait de perdre plus souvent la raison, de retomber malade à la plus légère secousse, de négliger alors ses affaires et ses affections pour ne s'occuper que de futilités ou de quelque idée dominante absurde. Cette maladie, suivant eux, restait quelquefois plusieurs mois sans se montrer, mais ces alternatives de bien et de mal inquiétaient beaucoup la famille. Ce sont ces inquiétudes certainement qui avaient fait dire un jour à son oncle : *Il faudra l'attacher*, qui, jointes à l'incurie et aux prodigalités de l'accusé, lui avaient également inspiré sans doute l'idée de l'interdiction pour un avenir plus ou moins rapproché. Les affections mentales sont ordinairement marquées, quand elles apparaissent lentement, par de nombreuses rémissions, par des alternatives de bien ou de mal, et souvent aussi elles conservent pendant longtemps ce caractère de rémittence qui contribue à les faire méconnaître, et à masquer même quelquefois, pendant plusieurs années, leur existence réelle.

La maladie jusque-là, il faut le dire, quelque réelle qu'elle me paraisse, ne s'est pas encore bien caractérisée ; les déclarations des témoins ne permettent pas du moins d'établir sa véritable nature ; elle consiste en des manifestations désordonnées et singulières des facultés morales et intellectuelles, mais sans aucune idée prédominante, sans aucun délire particulier. Le moment arrive pourtant où sa physionomie va se dessiner, où vont se montrer par intervalles des *conceptions délirantes*, des *illusions*, et même de véritables *hallucinations*. Depuis quelque temps, dit l'oncle, je m'étais aperçu d'un dérangement dans ses facultés intellectuelles ; il croyait que la population de Sartène lui en voulait, qu'il était victime d'un complot et de persécutions imaginaires. Sa tante parle de cette idée fixe de complot qui le dominait, complot dont faisaient partie, suivant lui, son oncle et sa femme. Depuis deux mois, dit un témoin, il paraissait peu satisfait ; il était silencieux et son œil avait quelque chose d'égaré ; un autre avait remarqué aussi, dans ces derniers temps, *de la tristesse, de la taciturnité* et *une forte préoccupation*. Madame B... était très inquiète de cette situation ; elle avait fait part à son oncle de ses alarmes, et c'est dans le but de voir l'esprit de son mari se calmer qu'elle avait projeté, en novembre 1856, un séjour à la campagne.

Les premiers jours de leur habitation à la campagne se passent sans rien de remarquable ; les convives que lui-même avait invités, ne remarquent en lui que ses excentricités habituelles ; mais, vers le 30 novembre, après le départ des personnes invitées, on le voit devenir *plus triste, plus morose, plus irritable* ; il disait à sa femme qu'il souffrait de l'estomac, et celle-ci répondait à son homme d'affaires, qui lui demandait la cause de ce changement et de cette grande tristesse : *Il se sent mal, il est souffrant.* Il s'était passé, pendant qu'ils étaient à la campagne, un fait qui mérite d'être signalé : un soir qu'on le croyait endormi, il avait entendu, a dit l'inculpé lui-même, un entretien, entre sa femme et son homme d'affaires, où on l'avait accusé de devenir de jour en jour plus extravagant, et où il avait été question de quelque mesure à prendre pour l'empêcher de toucher une forte somme d'argent qui lui était due. Le lendemain, ayant vu parler son homme d'affaires avec le berger, il était allé demander à ce dernier, sous la foi du serment, si l'on ne venait pas de lui dire qu'il *devenait fou* et que l'on s'occupait de l'*interdire*. Il a vu par là, ajoute-t-il, que l'on voulait le *mener loin*, et il a ressenti à la poitrine une *douleur* qui l'a beaucoup fait souffrir. Ces propos, dont parle l'inculpé,

n'ayant pas été tenus, à ce qu'assurent l'homme d'affaires et le
berger, les mots de folie et d'interdiction n'ayant pas été prononcés, et cette mesure judiciaire n'étant pas même à l'état de
projet en ce moment, ne faut-il pas regarder cette idée dominante d'interdiction, comme une conception délirante, et les
propos supposés comme l'effet d'une illusion ou d'une hallucination du sens de l'ouïe, qui se serait produite sous l'influence
de la préoccupation morbide dont il était si impérieusement
tourmenté? L'hallucination est un phénomène très caractéristique; il est rare qu'on ne l'observe pas dans la forme d'aliénation mentale dont je crois l'inculpé atteint.

Le voyant toujours inquiet, madame B..., prend la résolution
de retourner à Sartène, où l'on arrive le 7 décembre. La même
tristesse, probablement la même préoccupation, l'avait suivi en
route. En arrivant en ville, sa femme dit à son oncle que ses
extravagances ne l'avaient pas abandonné à la campagne; on l'a
vu alors plus taciturne, plus bizarre et plus préoccupé que d'habitude; son air était *pensif* et *défait*; il y avait sur son visage
un changement notable; il était pâle, son œil égaré, tout annonçait en lui une *grande exaltation*; *une foule d'extravagances* le préoccupaient, entre autres celle de croire que toute
sa famille travaillait à son interdiction. L'oncle P... F... avait
manifesté des craintes au sujet de cette exaltation; une de ses
tantes, qui cherchait à calmer son esprit, l'entendit, la veille du
jour de l'événement, tenir des discours très incohérents et soutenir que son oncle, son homme d'affaires et sa femme avaient
formé un complot contre lui. Madame B..., le voyant *inquiet,
égaré*, ramassant *çà et là* divers papiers, fondait en larmes, en
lui donnant l'assurance, sans réussir à le convaincre, que ce
complot n'existait en aucune manière.

Évidemment, d'après tous ces faits, il se passait, depuis un
certain temps, quelque chose de plus grave et de plus significatif dans le cerveau de l'inculpé. A ses excentricités habituelles,
à ses extravagances de plusieurs genres, toutes plus ou moins

symptomatiques d'une espèce de délire maniaque à forme ré-
mittente, était venu se joindre un délire triste, lypémaniaque,
caractérisé par quelques idées dominantes de complot et de persécutions, par la conception délirante, entre autres, d'un projet
d'interdiction contre sa personne, par des illusions et des hallucinations, et, chose commune dans les annales de la folie, par une
animosité non justifiée envers ses propres parents, envers sa femme
même qui n'avait jamais cessé de lui donner des témoignages
multipliés du plus sincère attachement. A cette période, il y
avait encore des rémissions ; la preuve, c'est qu'il est allé dans
la soirée au café, sans paraître plus malade que d'ordinaire, et
qu'il est venu se coucher sans inspirer aucune crainte sérieuse
pour le lendemain ; mais, il faut le dire, les rémissions n'étaient
plus guère qu'apparentes ; les conceptions délirantes ne l'aban-
donnaient plus, et, le libre arbitre, maîtrisé par leur domination, était prêt sans doute à faillir d'un moment à l'autre à la
première crise d'exaltation morbide. En définitive, Titus R...
était réellement malade, réellement aliéné, longtemps avant
l'événement, dans les derniers temps qui l'ont précédé, et la
veille surtout du jour où le meurtre a eu lieu.

II. — *L'inculpé était-il aliéné le jour de la perpétration du
meurtre ?*

On ne sait pas au juste ce qui s'est passé dans la nuit du 10
au 11 décembre, mais probablement cette nuit a été agitée, sans
sommeil ; des pourparlers et des discussions ont dû avoir lieu
entre les époux, à en juger par la déclaration de la domestique
de la maison, qui a entendu parler ses maîtres de très bonne
heure, et à qui l'inculpé a demandé d'où venait le bruit qu'il
entendait et si ce n'étaient point les T.. qui couraient après
lui. Une *nouvelle illusion* des sens s'était produite dans cette
nuit d'agitation ; un bruit réel avait été mal interprété, et l'esprit malade de l'inculpé avait transformé cette impression sen-
soriale, à raison des préoccupations pénibles qui l'assiégeaient.

Ce sentiment de frayeur envers les T..., ses ennemis d'ancienne date, prouve combien l'idée d'une *vendetta* avait pu contribuer à altérer ses facultés.

Dans cette nuit, il avait imploré sa femme, m'a-t-il dit, de venir à son secours, de ne rien faire contre lui, de l'aider à le sauver. Elle lui disait elle-même : *Je te jure que je ne t'ai jamais trahi.* Cette voix, altérée et mêlée à des larmes, avec laquelle la pauvre femme appelle la domestique et son beau-frère, annonce combien étaient grandes ses angoisses; combien était affligeante la scène qui se passait dans la chambre. Les parents, épouvantés de ce qui pouvait arriver, accourent vers la maison; les voisins se joignent à eux, et le curé de Sartène vient y mêler ses supplications. Que s'est-il passé alors ? les témoins nous l'ont appris, et tous les faits qu'ils ont déclarés constituent un tableau dramatique qui ne permet pas de douter du trouble profond des facultés de l'inculpé, dans ces quelques heures qui ont précédé la perpétration de l'assassinat. La pauvre victime suppliait tout le monde *de faire cesser les persécutions dont son mari était l'objet;* elle cherchait à consoler son mari, en lui persuadant que tous les parents et amis prendraient sa défense ; que M. le curé le protégerait contre les *atteintes de ses ennemis.* L'inculpé, s'adressant aux personnes qui étaient à la porte de la chambre, leur disait *de faire retirer tout le monde, qu'on en voulait à sa vie,* que sa femme était du *complot;* il conjurait M. le curé d'*arranger cette affaire et de recommander son âme à Dieu;* il implorait le capitaine V... d'intervenir pour *calmer la population de Sartène.* Peut-on trouver quelque chose de plus caractéristique pour prouver un état de folie?

Deux ou trois heures se passent dans cet état d'inquiétude et de perplexité. Les consolations qu'on lui prodigue, les assurances qu'on lui donne ne le satisfont pas complétement; sa méfiance ne l'abandonne point, et il ne se décide jamais à ouvrir la porte, quelques supplications qu'on lui fasse. Il ordonne même à chaque instant qu'on ne touche pas à la porte, et la pauvre femme, tremblante surtout en présence de ses menaces, à la vue peut-être du stylet dont il était armé, se joint à lui pour supplier de ne pas l'enfoncer. Cette circonstance annonce combien il était peu rassuré contre ses ennemis imaginaires, combien son esprit était maîtrisé par les craintes qui l'assiégeaient en ce moment. Je l'ai frappée, m'a-t-il dit, au moment où, la voyant se rapprocher de la porte, j'ai cru qu'elle allait essayer de l'ouvrir, nouvelle preuve de la crainte maladive qui l'obsédait et de la cause qui a concouru si puissamment à la perpétration de l'assassinat. On sait ce qui est arrivé alors et quel horrible spectacle s'est offert aux yeux des premières personnes qui ont pénétré violemment dans la chambre en entendant les derniers cris déchirants de la victime.

La scène qui a précédé l'événement et qui y a présidé n'est pas l'œuvre d'un scélérat. Ce n'est pas ainsi que le crime véritable se produit; la présence seule de tant de témoins eût désarmé l'inculpé, si réellement il avait joui de son libre arbitre et si son projet eût été le résultat d'un calcul criminel; il aurait pu y renoncer ce jour-là sans se compromettre, et faire sentir naturellement à ses parents et à ses voisins, en ouvrant simplement la porte, qu'il ne s'agissait que d'une querelle de ménage et qu'il n'avait pas de mauvaises intentions contre sa femme. La nuit, dans le cas où le crime aurait été projeté, n'eût-elle pas été plus propice à la réalisation de son horrible projet, et pourquoi aurait-il attendu si longtemps pour le mettre à exécution? Il est certain qu'un scélérat n'agit jamais de cette manière. Cette scène *si étrange*, comme le dit l'acte d'accusation lui-même, a été véritablement l'œuvre d'un cerveau malade, l'œuvre d'un fou que le délire dominait, qu'une exaltation morbide agitait, qu'une détermination maladive allait entraîner au mal, après d'assez longues hésitations, malgré la présence d'une foule de témoins qui pourraient venir un jour déposer contre lui. L'ouverture de cette porte était pour l'inculpé un épouvantail; il a frappé au moment où il a cru qu'elle allait

s'ouvrir, et qu'il s'est vu prêt à tomber dans les mains de ses
ennemis, sous les embûches du *complot imaginaire* dont sa
femme faisait partie.

La préméditation n'exclut pas la folie ; la science l'a parfaitement établi, et l'on sait aujourd'hui que des aliénés, dont la
maladie n'altère pas toutes les facultés, peuvent préparer leurs
armes et commettre un meurtre avec calcul, sous l'influence
d'une idée délirante exclusive qui maîtrise leur libre arbitre.
Mais, dans le cas qui nous occupe, il n'est pas même certain
que la préméditation ait existé ; on ignore si l'arme a été pré-
parée d'avance, si le soir, en se couchant, il s'en était armé
dans ce but, si dès la veille, en définitive, il avait formé réellement le projet de tuer sa femme. Il ne faut pas oublier que les
Corses ont assez l'habitude de porter des armes sur eux, du
moment surtout qu'ils se croient en butte à des ennemis et que
des craintes réelles les tourmentent. Il ne serait donc pas impossible que l'inculpé se fût armé depuis assez longtemps de
son stylet et du poignard trouvé chez lui, ses craintes imaginaires étant regardées comme réelles, ses propres parents étant
considérés comme ses ennemis les plus acharnés.

Au moment où l'on pénètre dans la chambre, il est tout
étonné de recevoir un coup de poing, et dit à celui qui vient de
le frapper que *ce n'est pas ainsi que l'on badine*. Il fait remarquer ensuite qu'il porte une égratignure au menton, et que
l'instrument qui lui a servi n'est pas un coutelas de cuisine,
mais *un beau stylet qui lui a coûté deux cents francs*. Ces
paroles sont bien peu en harmonie avec la gravité du moment ;
elles indiquent, ce me semble, cette légèreté d'esprit qui a toujours été remarquée chez lui. Un peu plus tard il disait à un
gendarme : *Ne me touchez pas, je suis empoisonné..* En racontant dans la même journée à un autre gendarme préposé à
sa garde de quelle manière l'idée de complot s'était confirmée
en lui, il parle d'un café, pris la veille, qui l'avait *tout bouleversé*, qui lui avait fait croire à un empoisonnement, par suite

des *douleurs intérieures* qu'il avait ressenties. Il ajoute qu'il a tué sa femme sous l'influence de cette idée de poison, et parce qu'il la supposait faire partie d'un complot. Pendant toute la nuit, j'avais entendu, dit-il, des maçons *qui travailloient à démolir ma maison.* Il interrompt tout à coup cette conversation en disant : *Ne me touchez pas, je suis empoisonné;* mais il ajoute après quelques instants : *Ce n'est rien, je suis bien.*

Il s'était passé évidemment depuis la veille, dans cette organisation malade, des phénomènes morbides qui ont dû contribuer puissamment à la perpétration du meurtre ; il était survenu, soit des sensations réelles tenant à un trouble de l'innervation, comme cela arrive souvent dans la folie, soit des hallucinations internes créées en raison de la domination de ses idées délirantes qui ont été si exclusives durant cette triste journée. Les phénomènes de cette nature sont très communs chez les aliénés de cette espèce. Tout devient pour eux objet de méfiance, tout aliment est pris avec répugnance, et lorsque l'idée de l'empoisonnement les domine si impérieusement, ils sont disposés à attribuer toutes les sensations qu'ils éprouvent, à l'influence d'un poison qu'on a mêlé à la boisson ou à la nourriture. Cette idée délirante, créatrice d'une foule d'hallucinations, les porte fréquemment à de funestes déterminations, au suicide quelquefois, à l'homicide le plus souvent, si le soupçon maladif vient à se fixer sur quelqu'un, considéré alors comme l'auteur de tous les tourments endurés. Les paroles de l'inculpé, dans cette même journée du 11, nous prouvent que quelque chose de pareil s'est passé dans son esprit.

En apprenant cet horrible événement, tout le monde dans Sartène l'a attribué à un accès d'aliénation mentale. Les déclarations des témoins sont unanimes sur ce point ; tous, sans hésiter, ont établi qu'ils ne pouvaient que rapporter à la folie un acte de cette nature, soit à cause des antécédents de l'inculpé, soit par suite de la scène qui avait eu lieu à la porte de la chambre, soit en l'absence d'aucun motif criminel appréciable. Ce ne sont pas seulement les parents qui sont allés le déclarer, ce sont les domestiques, les voisins, le curé, tous ceux enfin qui l'ont connu et qui ont été témoins de ses extravagances habituelles et des circonstances dernières qui ont précédé l'événement. Cette voix unanime de la notoriété publique, si bien exprimée par les dépositions des témoins, ne doit laisser aucun doute sur la cause réelle qui a poussé l'inculpé à cette terrible détermination. L'oncle lui-même, qui venait d'être blessé, disait un instant après, en racontant les détails de ce drame : *Le malheureux ! il me faisait pitié..., au moment où il me frappait !*

On avait cru d'abord que la jalousie avait pu armer son bras et le porter à se débarrasser de sa femme, par suite d'un soupçon d'infidélité. On s'était trompé ; il avoue lui-même, le même jour, que la jalousie n'y a été pour rien, et l'instruction démontre, d'une part, que la pauvre victime, douée de toutes les vertus imaginables, n'a jamais pu être soupçonnée d'infidélité ; d'une autre part, que l'inculpé, quoique ayant manifesté parfois, avec sa légèreté habituelle, certains sentiments de jalousie, n'a nullement été poussé à cet acte par un mobile de cette nature. Il n'invoque pas même aujourd'hui ce motif pour excuse, chose remarquable, bien que, imbu de nouvelles aberrations, il accuse en ce moment sa femme, comme nous allons le rappeler bientôt, d'avoir été la femme de son oncle et d'avoir mis au jour des enfants dont il n'était pas le père.

Ainsi donc, le sieur Titus n'était pas seulement malade, aliéné avant l'événement ; il l'était également dans la nuit qui a précédé la matinée du 11 décembre et au moment de la perpétration du meurtre qui lui est imputé et qu'il n'a jamais désavoué ; il l'était encore enfin dans la journée qui a suivi l'événement. Voyons maintenant quel a été son état mental dans les prisons, et dans quelle situation intellectuelle il se trouve, depuis qu'il est soumis à mon observation.

III. — *L'inculpé a-t-il continué à être aliéné dans les prisons?*

Plusieurs faits, suivant moi, prouvent d'une manière incontestable que ses idées délirantes sont restées les mêmes dans les prisons, et qu'à ces idées sont venues se joindre d'autres conceptions, non moins absurdes, non moins extravagantes que les premières. Il manifeste, en effet, le lendemain, dans le second interrogatoire, des doutes sur sa santé, des craintes sur sa vie, par suite de la boisson qu'il avait avalée : il parle des propos tenus sur son compte à la campagne par sa femme et son homme d'affaires, propos qui l'avaient entièrement bouleversé ; il explique l'acte auquel il s'est livré par l'état dans lequel l'avait jeté cette boisson et par les craintes d'empoisonnement qui le dominaient en ce moment. Dans cette séance, on a remarqué que, en se promenant dans la salle, il prononçait des *paroles incohérentes*, relatives à son empoisonnement et à son interdiction.

Dans les autres interrogatoires, en janvier et en février, il soutient que tout homme a droit de vie et de mort sur sa femme. La sienne avait deux faces ; elle en voulait à sa personne et à ses biens ; il ne l'aimait pas, et il fallait en finir avec elle ; il laisse entendre qu'elle-même, pendant la nuit, lui aurait porté la main sur la figure, et qu'il l'aurait alors frappée à titre de représailles. J'ai plongé mon arme, dit-il, dans des mamelles de sang. Il répond quelquefois d'une manière presque incohérente, quelquefois avec ironie, d'autres fois par des phrases paradoxales, plaisantes ou peu sérieuses. On est étonné de lui voir si peu de gravité, en présence de l'accusation terrible qui pèse sur lui ; il faut remarquer également l'inconséquence de ses moyens de défense, disant, d'une part, qu'il n'aimait pas sa femme et qu'il fallait en finir ; d'une autre part, invoquant une sorte de provocation du côté de la pauvre victime. C'était reconnaître sa culpabilité que d'avouer le premier motif. Dans ces mêmes pièces, commencent déjà à percer de nouvelles aberrations sur le compte de sa femme et de son oncle : *Tout cela*, dit-il, *n'est qu'une farce ; je n'ai pas assassiné ma femme ; mon oncle, en sa qualité d'époux, a présenté sa poitrine à la place de celle de l'épouse.* Mais c'est surtout dans ses lettres écrites de la prison à ses parents et à d'autres personnes qu'apparaissent assez clairement les plus singulières aberrations.

Ces aberrations sont celles-ci : sa femme n'est pas sa véritable femme, c'est la femme de son oncle ; cet oncle la lui avait cédée depuis dix ans ; son fils J... n'est que son fils adoptif ; son mariage civil et religieux n'a été qu'une fiction ; il y avait un acte tacite de restitution. Le moment de la restitution était arrivé. Des moyens artificiels ont été employés pour amener ce résultat, pour le porter à commettre une action qui devait le faire considérer comme criminel ou comme fou. Le mal que, en apparence, il avait l'intention de faire à sa femme, a été le résultat, non de la jalousie, mais de tout ce qu'on lui avait fait à la campagne, du bruit qui toute la nuit avait résonné à ses oreilles, et surtout de cette *traîtresse boisson* qui devait le conduire *fatalement* à l'action dont il s'agit. Mais madame B... n'est pas morte ; la preuve, c'est qu'il lui adresse, ainsi qu'à son oncle, des lettres, dans lesquelles il implore leur miséricorde, expose la résignation qu'il s'est faite pour l'avenir, et accorde son pardon pour toute la comédie dont il a été l'objet. Il faut tout oublier, dit-il, et chanter un *Te Deum* en l'honneur de *la concorde* et de *la paix*, de *la restitution* de la femme et de *l'acquisition* de l'esprit. Il demande à sa femme et à ses parents de venir le voir.

Dans ces mêmes lettres, il se plaint vivement de toutes les cruautés que l'on exerce sur lui, des épreuves terribles qu'il endure dans les prisons et qui pourraient finir par le rendre *fou*, par anéantir toutes ses facultés morales et son intelligence. Il écrit au procureur impérial pour réclamer un médecin ; les boissons qu'on lui a fait prendre ailleurs et qu'on lui donne dans les prisons lui ont fait et lui font beaucoup de mal. On le soumet à de nombreuses persécutions, et il réclame la protection du préfet pour que cessent définitivement *toutes ces épreuves* dont il ne prévoit pas la fin. Il réclame ardemment sa mise en liberté comme une chose naturelle, juste, réalisable, sans se préoccuper de l'acte dont il s'est rendu coupable, sans s'inquiéter même si la justice n'a pas à lui demander compte de sa conduite.

D'après tous ces faits, je suis certain qu'il n'a pas cessé d'être malade, d'être aliéné dans les prisons de la Corse, et qu'il l'était le jour où il a comparu devant les assises, et que des paroles incohérentes ont été émises par lui à l'audience, ainsi que l'établit l'arrêt de la cour. Les mêmes conceptions délirantes subsistaient; mais, le délire se systématisant de plus en plus, il commençait à survenir de nouvelles conceptions enfantées, dans le calme de la prison, par une réflexion maladive sur sa situation et sur les causes qui avaient pu amener cet événement. L'inculpé, très disposé, comme l'a dit un témoin, à se loger dans la tête les plus grandes extravagances et à finir par y croire, a travaillé sur le passé, et son imagination malade l'a conduit insensiblement à se créer des explications qui ne reposent sur aucun fondement, et dont l'absurdité prouve à elle seule qu'elles ne peuvent être que le résultat d'une altération cérébrale incontestable.

Tous les aliénés de ce genre cherchent à se rendre compte, à leur point de vue, des phénomènes qu'ils éprouvent; les moindres souffrances sont attribuées à l'empoisonnement, les plus petites contrariétés à des persécutions acharnées, les événements les plus naturels à la haine d'ennemis implacables; le tout, à un complot ourdi contre leur bonheur et leur existence. A ces idées délirantes ne tardent pas à se joindre les explications ayant pour but de rechercher les causes qui font mouvoir les ennemis, et qui constituent le mobile du complot. L'inculpé n'a pas agi d'une autre manière; il s'est demandé logiquement, quoique malade, pourquoi tout cela était arrivé, dans quel but on l'avait mis dans cette situation, quel était le mobile qui avait agité ses ennemis, lesquels n'étaient autres, suivant lui, que ses propres parents. Cette systématisation du délire, que nous verrons pousser plus loin dans la partie qui va suivre, a été pour lui un trait de lumière dont il a été très satisfait. Rien alors ne lui paraissant plus obscur, et cette lumière prétendue lui étant venue en réfléchissant sur le passé, il a cru que la mémoire lui était revenue ; que son intelligence avait repris, sous l'influence des *épreuves*, une lucidité qu'elle avait perdue ; qu'il était survenu en lui ce qu'il appelle la *résurrection* de l'esprit. En faut-il davantage, je le répète encore, pour caractériser un véritable état de folie ?

Ainsi donc, l'inculpé restait atteint d'aliénation mentale, malgré qu'il ait répandu quelques larmes lorsque le juge lui a fait comprendre la gravité de son crime ; malgré qu'il ait parfaitement reconnu le stylet qui lui avait servi ; malgré qu'il ait voulu atténuer sa culpabilité en invoquant le cas de légitime défense ; malgré qu'il y ait eu tentative d'évasion, et qu'il ait voulu éviter l'humiliation de traverser Bastia entre deux gendarmes ; malgré, enfin, que sa conduite, ainsi que le dit l'arrê , ait été régulière dans les prisons, et que les directeurs de ces maisons n'aient observé en lui aucun signe de folie (1). Il me serait facile de prouver, par de nombreux exemples puisés dans les asiles et dans les annales de la science, que les aliénés en proie à des délires partiels de cette nature ne perdent pas toujours toute sensibilité, ni l'appréciation des choses ordinaires de la vie, ni l'idée de recouvrer leur liberté par l'évasion, ni le sentiment d'une peine morale, ni même quelquefois l'intention de chercher à atténuer leurs fautes. Il en est même qui sont très habiles à créer ou à exagérer des circonstances agressives qu'ils savent invoquer pour leur défense. Quant à l'absence prétendue de tout signe de folie pendant son séjour dans les prisons, on se l'explique, soit parce que le délire lypémaniaque isolé ne se

____

(1) Ces diverses circonstances avaient été invoquées en faveur de l'accusation.

manifeste que par intervalles, et souvent par aucun signe extérieur très apparent, soit parce que les directeurs de prison sont
incapables d'apprécier exactement cet état mental. Entre autres
exemples, qu'il me suffise de citer celui encore récent de ce prisonnier de Marseille qui, le jour de sa mise en liberté après un
emprisonnement de six mois, tira un coup de pistolet sur l'es-
corte du général Rostolan. Le directeur de la prison déclara ne
jamais avoir vu en lui le moindre symptôme de folie. L'instruction établit pourtant qu'il était aliéné depuis plusieurs années,
et que cette tentative de meurtre étant le résultat de sa maladie,
il y avait lieu de prononcer une ordonnance de non-lieu.

IV. — *L'inculpé est-il encore aliéné dans l'asile de Marseille ?*

Cette quatrième question, que je vais chercher à résoudre,
avec les éléments que m'a fournis l'observation directe de l'inculpé, viendra-t-elle corroborer la solution des trois premières,
et concourir à compléter la thèse que j'ai soutenue jusqu'à
présent sur l'état maladif de ses facultés morales et intellectuelles ? Oui, je ne crains pas de le dire tout de suite, l'appréciation des faits qu'il me reste à examiner va me fournir de
nouvelles preuves de la réalité de cette maladie ; j'y trouverai
un degré d'évidence de plus, par suite de la constatation directe
d'une foule de faits déjà énoncés, d'une systématisation plus
complète du délire, de la manifestation de nouveaux phénomènes,
de l'apparition, en un mot, des vrais caractères de l'affection
mentale dont je crois l'inculpé atteint.

L'inculpé, ai-je dit, est sombre, taciturne, triste et préoccupé ; il est d'une irritabilité excessive : tout le contrarie et
l'offense. Il est d'une légèreté remarquable, mêlant les choses
les plus futiles aux choses les plus graves ; il est d'une rare
inconséquence, versant quelquefois des larmes, riant aux éclats
un instant après, en fredonnant une chanson. Il gesticule et se

promène parfois avec rapidité; il parle seul, à demi-voix ou
avec véhémence; il taquine les uns et les autres sans motifs; il
se plaint de tout le monde; il menace et se livre même à des
voies de fait. Son orgueil est excessif; il a une haute idée de sa
valeur intellectuelle et des services qu'il croit avoir rendus; il
n'a pas un jugement bien sain sur une foule de choses; il est
paradoxal dans son discours. Sa physionomie porte l'empreinte
de la méfiance; son regard est souvent égaré, et, quelque grave
que soit le sujet de la conversation, on le voit parfois sourire
avec ironie, cesser de parler ou s'éloigner, comme n'ajoutant
pas foi à ce qu'on lui dit; il est quelquefois incohérent dans son
discours, passant d'un sujet à l'autre sans transition. En définitive, je l'ai trouvé, dans l'asile de Marseille, tel qu'il a été toute
sa vie; j'ai constaté en lui les mêmes particularités psychologiques qui ont été signalées dans l'historique de ses antécédents,
lesquelles, comme nous l'avons déjà dit, annoncent une vicia-
tion naturelle de l'organisation et n'appartiennent jamais à une
intelligence bien saine. Plusieurs de ces particularités, du reste,
indiquent déjà suffisamment, si l'on y réfléchit quelque peu, une
altération quelconque dans les facultés intellectuelles de l'inculpé. Mais il y a aujourd'hui plus que cela chez lui, il y a,
outre ses singularités habituelles, divers phénomènes qui ne permettent plus le moindre doute à ce sujet.

L'égarement de son regard, ses alternatives de pleurs et de
rires sans motif, ses moments d'emportement non justifiés, ses
fréquents soliloques tristes ou gais, ses gesticulations et ses promenades précipitées, ses exclamations fréquentes, sont autant
de symptômes assez caractéristiques d'un dérangement cérébral.
La méfiance qui le domine et qui le pousse à des actions si peu
raisonnables, est l'indice certainement d'une préoccupation
maladive. Il craint qu'on l'empoisonne; c'est pourquoi il ne
prend pas volontiers les bains qu'on lui donne, et qu'il refuse
parfois sa nourriture. Le crachotement continuel auquel il se

livre n'a d'autre but que de rejeter le poison avalé ou absorbé
par son corps ; c'est là évidemment une illusion ou une hallucination du goût. L'odeur que répand, suivant lui, l'eau de ses
bains est le résultat sans doute d'une hallucination de l'odorat.
Enfin, cette douleur brûlante et ces lassitudes, dont il se plaint
à la suite de son immersion dans l'eau, annoncent des hallucinations internes incontestables. Le phénomène hallucinatoire,
ainsi que la science l'a établi, est un symptôme caractéristique ;
il l'est surtout quand il s'étend à plusieurs sens à la fois.

Dans le début de la folie, il existe toujours une série de phénomènes physiques qui sont l'indice d'une souffrance de l'organisme. Il n'a pas été possible de les constater ici, le début
réel de la maladie étant resté incertain et n'ayant pas été parfaitement étudié. Mais plusieurs de ces phénomènes paraissent
s'être montrés à un certain degré dans quelques périodes de la
maladie, dans les moments de crise et d'exacerbation. Il se disait quelquefois *malade ;* il éprouvait à la campagne des *douleurs d'estomac,* une *douleur* dans la poitrine ; sa femme le considérait comme *malade,* comme *souffrant ;* il se sentait le soir
tout *bouleversé,* et cet état, attribué à un café qu'il venait de
prendre, n'était autre chose probablement qu'une de ces souffrances physiques si communes dans l'aliénation mentale. Il
ressentait encore quelque chose de pareil dans cette journée du
11 décembre, pendant ce moment où il semble se trouver mal
en présence du gendarme qui le garde. L'état de *pâleur* et de
souffrance de sa physionomie la veille du jour de l'événement
était certainement aussi une expression physique de son mal.
Je regarde, en grande partie, comme de même nature, à part
l'exagération qu'y apporte son imagination malade, les *lassitudes excessives* dont il se plaint aujourd'hui, l'*abattement physique* dont il parle, la *prostration des forces* qu'il accuse parfois,
les *chaleurs intérieures* qui le brûlent, les *agitations* qu'on lui
occasionne, les *souffrances diverses* qu'il éprouve dans son
organisation et qui le disposent à considérer sa santé comme *très*

altérée. Ces phénomènes ont une grande valeur ; ils sont encore très prononcés et très évidents chez l'inculpé ; ce sont, à n'en pas douter, des troubles de l'innervation indiquant une maladie des centres nerveux.

Dans le récit qu'il nous a fait de sa vie se trouvent des preuves de plus en plus irrécusables de son état de folie. On y trouve une foule d'expressions qui n'appartiennent qu'aux aliénés, et que l'on constate tous les jours dans nos asiles, chez ceux qui sont tourmentés par des idées tristes, et qui sont en butte, comme l'inculpé, à des persécutions imaginaires. *On le ballotte*, dit-il, d'un côté et d'autre ; on lui parle un *langage de signes*, on lui fait des *grimaces ;* on le tient *entre la crainte et l'espoir* ; on lui adresse des *propositions diverses*, on lui fait *comprendre* telle ou telle chose, on lui a laissé *entendre* quelque chose de pire que l'interdiction ; on *s'arrangeait* de manière à le rendre jaloux, on lui *faisait comprendre* plus tard ce qu'il avait ignoré, il voyait là des *projets* dont il ne se rendait pas bien compte ; on l'a *soumis* et on le *soumet à des épreuves* continuelles et terribles, on le *tourmente* de toutes les manières ; on le traite avec *ignominie*, on lui fait subir des *affronts* continuels ; on le jette dans des *agitations affreuses*, on *l'avilit* et on le fait mourir *à petit feu ;* il est *bafoué* par tout le monde, il est *accablé* et *humilié*. Ces expressions n'ont pas besoin de commentaires, elles sont si caractéristiques, qu'elles suffiraient à elles seules pour prouver l'existence d'un état de lypémanie arrivé à un degré déjà très avancé. Ce sont des plaintes générales, des allusions plus ou moins indirectes, des lamentations diverses, des accusations vagues, comme toutes celles que lancent ordinairement ces sortes d'aliénés, sans rien préciser, sans formuler directement les griefs dont ils ont à se plaindre ; l'ensemble de leurs maux et la généralisation qu'ils donnent à leurs accusations sont une preuve infaillible du désordre qui règne dans leur esprit.

La systématisation du délire, que nous avons déjà aperçue chez l'inculpé, a fait maintenant quelques progrès : l'origine de ses plaintes est mieux formulée, la cause première de ses malheurs mieux établie, les événements survenus dans sa vie mieux expliqués. Voici, en résumé, en quoi consiste le système qu'il s'est formé. Sa naissance problématique est la source, suivant lui, de tout ce qui est arrivé : il n'est pas le fils de M. R...; sa mère a manqué à ses devoirs. Son père d'abord, ses parents ensuite, l'ont détesté, à cause de cela, dès son enfance, et ont juré sa perte. Sa mère est morte empoisonnée, ainsi qu'un de ses frères. L'oncle P... F... est l'instigateur de tous ses malheurs; il a eu des relations criminelles avec sa mère et avec sa sœur, avec sa propre femme avant leur mariage. Ce mariage n'a été qu'une feinte; c'est l'oncle qui a épousé B... et qui est le père de son fils J...; n'ayant pas de position, il a fait semblant de la lui faire épouser, à cause de sa fortune. De tout temps, on a essayé de le faire mourir; on lui a tendu mille embûches, on l'a soumis à un traitement médical barbare, ayant pour but de le tuer. Son oncle présidait à tout cela. L'oncle, que l'on avait dit avoir été tué et qui lui avait laissé son bien, n'est pas mort; il était convenu qu'on le ferait reparaître un jour. Un pacte de restitution avait été signé. Un jour devait venir où sa femme serait rendue à son véritable mari, et la fortune dont il avait hérité retournerait à une partie de sa famille. Tout avait été préparé pour cela; on devait lui faire prendre des boissons qui altéreraient ses sens et qui le pousseraient à commettre un semblant d'assassinat. On voulait avoir contre lui un nouvel acte d'accusation, outre ceux inventés déjà d'avoir fait avorter sa femme, d'avoir comploté contre la vie de l'empereur. L'événement est enfin arrivé. Il sait bien aujourd'hui que sa femme n'est pas morte, que tout va s'arranger le mieux possible pour sa famille, et que, en le jetant dans les prisons et en le soumettant à de si terribles épreuves, on ne cherche qu'à anéantir toutes ses facultés, qu'à le rendre fou, qu'à se débarrasser de lui à tout jamais. Les dures épreuves qu'il subit ont altéré profondément sa santé, mais elles lui ont rendu la mémoire du passé et l'intelligence des malheurs de toute sa vie.

Telle est aujourd'hui la systématisation du délire de l'inculpé. Elle est assez nettement formulée, comme on vient de le voir ; elle a une logique assez bien établie. Le point de départ est faux, il est vrai, mais, étant réel pour l'inculpé, les conséquences inductives qu'il en a tirées lui ont paru naturelles, nécessaires même pour se rendre compte de sa position. La lecture attentive de son récit, quelque bonne que soit en apparence la logique des faits qu'il raconte, doit convaincre néanmoins de son insanité d'esprit ceux même qui n'ont jamais réfléchi sur les aberrations de cette nature. Les assertions horribles qu'il renferme contre une mère, une sœur, une femme et un oncle ne peuvent être que l'œuvre d'un esprit profondément altéré. Du reste, cette logique maladive lui fait même défaut quelquefois ; on trouve, dans son discours, quelques assertions de la dernière extravagance, de la plus grande absurdité et sans liaison nécessaire avec ce qu'il veut prouver, telles que celle, par exemple, des embryons que sa femme tenait dans une jarre, celle des aveux de sa femme et de sa sœur contre leur propre vertu, celle des chaînes dont son frère a été accablé à ses derniers moments, celle de la proposition du duc de Padoue à l'occasion de son mariage, celle d'un complot contre l'empereur…, etc.

Les lettres qu'il a écrites dans l'asile viennent encore nous prouver combien son cerveau est malade. Le jour même de son admission, il avait montré de l'irritation contre sa sœur, en lui donnant la qualification de *coquine*. La lettre qu'il lui a adressée plus tard, tout en manifestant les meilleures dispositions, vient confirmer cette première accusation, ainsi que la manière dont il en parle dans le récit de ses malheurs. On y trouve, en outre, un sentiment hostile envers son beau-frère, qu'il considère aussi, dans cette machination, comme un des principaux complices. Les autres lettres, à côté de quelques pensées élevées et de comparaisons heureuses, annonçant de l'instruction, portent l'empreinte d'une certaine mélancolie, et renferment de nouvelles preuves du dérangement de ses facultés. Il se sent *brûler* intérieurement, dit-il ; quelque chose de *brûlant* s'est mêlé à son sang ; ce sang, *agité* par un liquide inventé pour le torturer, s'est calmé tout à coup au simple contact d'une substance ammoniacale. On avait mis sa tête dans un état d'*idiotie*, mais ses idées se sont *débrouillées* sous l'influence d'une substance phosphorée ou d'un sel pris dans une boisson qui, ayant agi comme une *étincelle électrique*, s'est exhalé ensuite par les pores cutanés. Les *souffrances* qu'il a endurées sont *immenses* ; on l'a *joué* toute sa vie ; des *passions* et des *questions* d'intérêt, dont le beau-frère est le mobile, se sont *agitées* autour de lui ; il est soumis à des *tortures égales* à celles du Sauveur. On l'a jeté dans divers états de *folie simulée* ; puis on l'a tiré de là pour lui rendre la mémoire et le faire *souffrir* alors moralement, au souvenir de tout son passé. Ce retour de l'intelligence a été un *bienfait* pour lui : il le sera surtout, si l'on peut le guérir de deux symptômes qui subsistent encore, du *feu intérieur* qui le dévore, et d'une *certaine faiblesse de tête*. Ce bienfait, il l'attend du médecin de l'établissement. Il n'espère pas grand'chose, ajoute-t-il, car jusqu'à présent ses réclamations ont été *frustrées*, et l'on n'a eu d'autres remèdes à opposer à ses maux que les bains qui amollissent et énervent le corps, et cette humiliante discipline qui sert à former des esclaves.

Les expressions dont se sert l'inculpé, ses préoccupations incessantes sur sa santé, les hallucinations dont il parle, les absurdes accusations qu'il lance, tout, dans ses lettres, vient confirmer notre manière de voir, et compléter la thèse que nous avons soutenue. La maladie ne peut plus laisser le moindre doute dans notre esprit ; elle persiste encore aujourd'hui au même degré, et elle se manifeste en ce moment avec la même physionomie et sous des caractères plus tranchés et plus convaincants que dans le principe. Il ne nous reste donc plus,

avant de poser les conclusions définitives de notre travail,
qu'à examiner la question de simulation soulevée par l'arrêt de
la cour, et à nous demander, la maladie n'étant pas simulée, si
le libre arbitre était assez altéré chez l'inculpé pour le rendre
irresponsable de l'assassinat dont il a été l'auteur.

V. — *L'inculpé a-t-il simulé ou simule-t-il la folie?*

La simulation n'est pas soutenable, quant aux excentricités
de son caractère et aux singularités nombreuses qui ont été remarquées en lui dès sa plus tendre jeunesse. Il n'avait aucun
intérêt à simuler ces sortes d'originalités ; on peut dire, par
suite d'une relation héréditaire incontestable, qu'il est né, pour
ainsi dire, tel qu'on l'a toujours vu, tel que la notoriété publique l'a connu. Si on l'a dit *timbré* et à *demi-fou* pendant de
longues années, c'est qu'il l'était réellement, c'est qu'il présentait des dispositions si grandes à la folie, que personne n'a
été étonné plus tard de lui voir perdre entièrement la raison.
Aussi, quand l'événement est arrivé, toute la ville de Sartène
l'a-t-il considéré comme le résultat d'un accès d'aliénation mentale. Les déclarations des témoins ont été si unanimes sur ce
point, qu'on ne peut croire à une erreur d'appréciation. La plupart de ces témoignages ont été recueillis le même jour ou les
jours suivants, dans les journées du 11, du 12 ou du 13 décembre ; ils respirent la franchise et la vérité, quoique émanant
en partie de plusieurs membres de la famille ; ils ont été tellement spontanés, qu'il faut repousser toute supposition de calcul
et d'entente entre les témoins pour venir déposer d'une manière si significative et relater un ensemble de faits si caractéristiques.

Quelques témoins seulement ont émis des doutes sur son
état de folie : l'un a déclaré qu'il n'était pas aliéné, *quoique
léger*, et qu'il avait eu certainement l'intelligence de son crime ;
un autre, considérant le crime comme le résultat d'un *désordre
moral*, soutient néanmoins qu'il mérite un châtiment sévère ;

un troisième enfin le regarde comme plus méchant que fou, et le rend responsable de son action criminelle. Mais ce dernier, sœur de la malheureuse victime, reconnaît plus tard son erreur, et vient déclarer devant les assises que l'accusé est réellement aliéné. Ces quelques témoignages, à demi négatifs, ne peuvent pas avoir une grande valeur, à mon avis, à côté de l'imposante majorité de ceux qui ont été si affirmatifs. Les premiers, pour le médecin légiste, expriment toujours moins bien la vérité que les autres, le public n'étant pas apte à apprécier toutes les nuances de la folie, la niant le plus souvent, ne pouvant la reconnaître ordinairement que lorsqu'elle existe dans toute son évidence, et qu'elle se manifeste extérieurement par des actes de la dernière extravagance.

Les actes qui ont précédé l'événement n'ont pas été certainement l'œuvre de la simulation : madame B... l'avait conduit à la campagne à cause de son état maladif. Après quelques jours de calme, il survient un nouvel accès, et on le ramène en ville, plus malade qu'il n'était. La veille de ce jour néfaste, on cherche à le consoler, à calmer son exaltation ; mais dans la nuit ses idées délirantes l'obsèdent plus que jamais, et, le matin, à la suite de la scène dramatique que l'on connaît, l'assassinat a eu lieu. Tout cela n'a pu être simulé ; on ne simule pas une scène si caractéristique d'aliénation, une scène où le désordre mental éclate à tous les yeux, et sur la nature de laquelle les témoins ne conservent aucune espèce de doute. Le plus profond et le plus habile scélérat n'aurait jamais pu simuler cet ensemble de faits qui s'est produit ce jour-là. Comprend-on un crime prémédité, arrivant au milieu du jour, en présence de tant de témoins, après les pourparlers qui avaient eu lieu ? Le crime n'arrive jamais dans ces conditions, et peut-on douter d'un état de folie au moment de la perpétration du meurtre, lorsque la plupart des faits qui établissent cet état présentent une relation si intime avec le passé, avec les idées délirantes dont l'inculpé était obsédé depuis quelque temps ?

Je ne peux pas admettre également que ses lettres écrites dans les prisons et dans l'asile aient été inspirées par la simulation ; il s'est montré, dans les prisons et dans l'asile, tel qu'il a été depuis longtemps, avec les mêmes idées délirantes, avec la même conviction maladive, avec le même degré d'altération de ses facultés. Cette systématisation du délire serait l'œuvre d'une scélératesse profonde et d'une perversion morale horrible, si elle était simulée. Le criminel le plus endurci hésiterait peut-être à noircir la réputation d'une mère et d'une sœur qui, en définitive, n'ont joué aucun rôle direct dans cette triste affaire. Cette invention n'est pas absolument nécessaire à sa cause, et la chose serait-elle vraie en partie, qu'elle ne pourrait en aucune manière détruire sa culpabilité. S'il a eu assez de finesse dans l'esprit pour imaginer ce système de défense, comment, avec tant d'habileté, ne s'est-il pas aperçu qu'il deviendrait odieux à tout le monde, et que la justice n'aurait plus de pitié pour lui, lorsque ses infâmes accusations seraient connues, et qu'il lui serait impossible d'en prouver l'authenticité ? Il aurait dû savoir, dans ce cas, que ses déclarations ne suffiraient pas pour ternir la réputation de sa famille, celle de sa femme entre autres, que la notoriété publique place au-dessus de tout soupçon. Des accusations ainsi formulées ne peuvent être le résultat que d'une invention maladive ; elles sont en rapport avec la méfiance qu'il a montrée toute sa vie, avec ses premières idées délirantes, avec tous les actes qui ont précédé cette sorte de systématisation du délire. La conviction de l'inculpé, quelque maladive qu'elle soit, est complète ; il parle de ses soupçons parce qu'il y croit, parce que les faits imaginaires qu'il raconte viennent justifier en lui la répulsion dont il s'est cru l'objet, la haine de famille dont il s'est vu victime. Les quelques assertions extravagantes et absurdes dont il accompagne ses accusations viennent, en définitive, mettre en défaut cette prétendue habileté, et contribuer également à éloigner toute supposition de simulation.

On ne simule pas si facilement un délire lypémaniaque de la

nature de celui dont l'inculpé est atteint. Pour simuler les
hallucinations que j'ai constatées chez lui, les *symptômes physiques* observés, la *méfiance* et l'*égarement* dont sa physionomie
porte l'empreinte, les *expressions si remarquables* qui accom-
pagnent le récit de ses malheurs, les *idées si singulières* qu'il
exprime à l'égard des tentatives d'empoisonnement dont il croit
avoir été l'objet ; pour simuler, en définitive, l'*ensemble* des
phénomènes constatés, ensemble qui forme un tableau vrai et
saisissant d'une forme de folie des mieux caractérisées, il faudrait supposer à l'accusé des connaissances spéciales qu'il n'a
pas, qu'il ne peut avoir, quelque instruction qu'il possède. Il
nous serait facile de prouver que les folies simulées ne présentent jamais ce caractère. S'il avait voulu m'en imposer pendant
son séjour dans l'asile, il ne se serait pas calmé sous l'influence
de mes observations et de mes conseils, il n'aurait pas toujours
été poli et aimable avec moi, il se serait livré en ma présence à
des actes d'agitation ou d'extravagance capables de m'induire en
erreur. S'il ne l'a pas fait, c'est que la simulation n'est jamais
entrée dans ses calculs. L'aliéné se plaint souvent qu'on l'accuse
de folie, tandis que celui qui veut la simuler n'en prononce
jamais ordinairement le mot, tout en faisant des *folies*, comme
on le dit vulgairement dans le monde. N'oublions pas de faire
remarquer que l'inculpé accuse ses ennemis de vouloir le faire
devenir fou, de vouloir *anéantir ses facultés* par les souffrances
auxquelles on le soumet. S'il admet qu'on ait réussi un moment
à troubler ses facultés pour le rendre en apparence capable d'un
assassinat, il ne lui reste plus en ce moment, dit-il, qu'un peu de
faiblesse dans l'intelligence ; loin de se considérer comme *fou*,
il croit avoir acquis aujourd'hui une lucidité qu'il n'a jamais eue.

Une circonstance qui induit souvent en erreur sur le véritable caractère des actes de l'aliénation mentale, c'est celle de
regarder les aliénés comme incapables de toute action raisonnable. On n'est pas aliéné, dit-on quelquefois, si l'on agit volontairement, si l'on raisonne comme les autres hommes, si l'on

se conduit dans les choses ordinaires de la vie avec calme et réflexion. En parlant ainsi, on confond le délire général avec le délire partiel. Il est vrai que le fou furieux ne raisonne sur aucun point, que sa volonté est détruite en toute chose, et qu'il agit sans conscience de l'acte auquel il se livre. Mais l'aliéné dont le délire est partiel, dont le délire ne consiste le plus ordinairement qu'en une série d'idées prédominantes, conserve la faculté de se conduire en apparence comme un homme raisonnable, d'écrire et de parler avec précision et lucidité sur une foule de sujets, de raisonner en un mot, sans aucune espèce de désordre, sur les questions étrangères à ses préoccupations maladives. L'inculpé R... est dans ce cas ; son délire n'est pas général, bien que parfois il se livre à des actes assez extravagants ; il est partiel et ne roule que sur quelques idées prédominantes. Aussi conserve-t-il la faculté de parler et d'écrire avec lucidité et de se conduire souvent avec toutes les apparences de la raison. En donnant la mort à sa femme, il n'ignorait pas qu'il allait la tuer ; il avait conscience certainement que son stylet allait lui arracher la vie ; mais c'était en ce moment, pour l'inculpé, un cas de légitime défense ; il fallait se débarrasser d'une femme qui complotait contre lui, et qui était liguée avec ses ennemis. Le mobile qui l'a fait agir est certainement un mobile maladif, et ce mobile, exerçant sur son intelligence un empire absolu, n'a pu que troubler son libre arbitre déjà bien affaibli, et l'altérer entièrement dans cette nuit d'exaspération où la maladie avait atteint un degré d'intensité qu'elle n'avait jamais eu. Le même mobile l'agite encore aujourd'hui ; quelque conscience qu'il puisse avoir de ses actions, il pourrait se porter à de nouvelles violences et obéir de nouveau, sans responsabilité morale, aux impulsions maladives, quoique raisonnées, que son délire lui dicterait, s'il était remis en liberté, ainsi qu'il le demande et qu'il le sollicite tous les jours.

D. — CONCLUSIONS.

En dernière analyse, il m'est permis maintenant, à la suite des considérations médico-légales que je viens d'exposer, d'établir avec la plus intime conviction, sur l'état mental de l'inculpé Titus R..., les conclusions qui suivent :

1° L'inculpé est né avec une prédisposition héréditaire à la folie. Il a présenté de bonne heure des caractères non douteux de cette grave prédisposition.

2° Les singularités qui ont été remarquées chez lui dès sa jeunesse, les excentricités qui marquaient la plupart de ses actions, les actes peu réfléchis auxquels il s'est livré toute sa vie, annonçaient déjà une certaine altération dans ses facultés.

3° Son affection cérébrale est allée toujours en s'aggravant ; elle a dû présenter de nombreuses rémissions, pendant lesquelles toutes les facultés pouvaient paraître intactes ; mais, s'exaspérant par intervalles, elle s'est caractérisée de plus en plus, et de vague, indécise et irrégulière qu'elle était dans le principe, elle s'est montrée graduellement sous la forme d'un délire parfaitement déterminé.

4° Ce délire, quoiqu'il y ait eu parfois une certaine irrégularité dans les actes et des manifestations extravagantes, est toujours resté assez partiel, et n'a roulé le plus ordinairement que sur une seule série d'idées relative à un complot et à des persécutions de tout genre.

5° Ce délire est une *monomanie lypémaniaque* des mieux caractérisées. Je l'appelle ainsi, à cause de son isolement et du caractère triste des idées qui en constituent le fondement.

6° La maladie ainsi déterminée existait d'une manière bien évidente antérieurement à l'événement survenu ; elle était impérieuse et dominante dans la journée du 10 décembre ; c'est elle, en définitive, qui, dans la nuit du 11, a été la cause de la scène qui a précédé, et qui a été le mobile déterminant de la perpétration du meurtre imputé à l'accusé.

7° Le libre arbitre était altéré en ce moment, et, bien que l'inculpé ait eu une certaine conscience de ce qu'il faisait, il agissait sous l'influence d'une impulsion maladive qui le rendait irresponsable de ses actes.

8° La maladie a continué dans les prisons ; elle persiste aujourd'hui avec le même caractère et le même degré d'intensité, quoiqu'il y ait habituellement du calme, de la lucidité et de la raison dans une foule de ses actions. Le délire est aujourd'hui mieux systématisé qu'autrefois.

9° A ce délire partiel viennent se joindre par intervalles quelques actes irréguliers et quelques actions incohérentes, annonçant qu'il survient parfois, dans les facultés, un certain désordre maniaque.

10° Il n'existe aucun signe de simulation dans les divers phénomènes observés. Une expérience de vingt années, contractée au service des aliénés, ne m'a pas permis de conserver le moindre doute à ce sujet.

11° L'inculpé est un homme dangereux pour sa famille ; ses sentiments affectifs étant pervertis par la maladie, il pourrait se livrer à de nouvelles violences s'il était remis en liberté.

12° L'affection mentale dont il est atteint pourra éprouver une certaine amélioration, présenter de nombreuses rémissions, mais elle persistera toujours à un certain degré une guérison radicale n'étant guère possible, à cause de son origine héréditaire, de son ancienneté et de la nature des idées qui la caractérisent.

13° S'il doit comparaître un jour devant les assises, il pourra s'y montrer tel qu'il y a comparu la première fois, prononcer des paroles incohérentes ou rester silencieux ; mais il ne saura parfaitement qu'on va le juger et qu'il est appelé devant la cour pour rendre compte de ses actions. Son état mental pourra lui permettre même de suivre les débats avec une certaine lucidité, à moins qu'il ne survienne d'ici là un désordre plus général dans ses facultés. Mais, qu'il soutienne sa cause à son point de vue, comme le font quelquefois ces sortes d'aliénés, ou qu'il refuse de répondre, il regardera ses juges comme des *ennemis* que sa famille fera mouvoir; son procès comme une *nouvelle épreuve* à subir, comme une *nouvelle souffrance* à endurer.

14° Il ne m'est pas possible d'établir, faute de renseignements précis sur son état mental pour les diverses époques dont il s'agit, si les deux tentatives de meurtre des années 1850 et 1851, contre son frère et contre sa femme, ont été le résultat d'un trouble cérébral ou d'un acte de méchanceté. Les mauvais traitements auxquels sa femme était soumise par intervalles, sans aucun motif réel, n'étaient sans doute déjà pas étrangers à un certain dérangement de ses facultés.

15° La tentative de meurtre contre son oncle, dans la journée du 11 décembre, ne peut être attribuée qu'à la même cause, à celle qui l'avait armé contre sa femme. Son oncle étant, suivant lui, au nombre de ses ennemis et de complicité avec sa femme, il est tout naturel, en le voyant pénétrer dans la chambre, qu'il se soit jeté sur lui, soit spontanément, soit pour se défendre contre ses atteintes.

Mes prévisions ne se sont malheureusement que trop réalisées : non-seulement il n'est pas survenu la moindre amélioration, mais le délire s'est généralisé de plus en plus, et, à la lésion partielle de l'entendement, qui faisait le caractère dominant de la maladie, il s'est joint une plus grande incohérence dans les idées et une foule d'autres manifestations désordonnées. Après mon rapport, l'inculpé a passé plus de six mois environ à m'écrire chaque jour une lettre et à faire des mémoires ayant trait, tantôt à son affaire, tantôt à sa vie passée, tantôt à divers sujets politiques, scientifiques ou autres. Ses écrits, dont j'ai formé une nombreuse collection, sont généralement d'une rare incohérence; ils renferment les plus grandes divagations, et dénotent à eux seuls combien la maladie s'est aggravée. Depuis assez longtemps il a cessé d'écrire; il reste habituellement silencieux, il sommeille presque tout le jour, ne répond à aucune question, et ne manifeste ni désir, ni plainte, ni volonté. Cependant, aux quelques paroles que l'on parvient à lui arracher, il est facile de se convaincre qu'il est toujours sous l'empire des mêmes préoccupations maladives, et qu'il y a en lui, aujourd'hui comme autrefois, malgré son état d'aggravation, prédominance des idées délirantes que nous avons signalées. La situation actuelle de l'inculpé est la justification de l'opinion que nous avons soutenue, la justification de la médecine légale des aliénés dont les progrès ne s'arrêteront pas, malgré les efforts de ses détracteurs et cette sorte de suspicion qui la suit devant les tribunaux. Les magistrats qui ont douté de la folie de l'inculpé ne seraient plus en ce moment dans l'hésitation, et si aujourd'hui, deux ans après sa comparution devant les assises, ils étaient appelés surtout à l'observer dans l'asile où il est séquestré, ils se féliciteraient de ne pas avoir appelé sur la tête de ce malheureux une condamnation capitale : d'avoir, en définitive, interrompu le procès pour en appeler à une enquête médicale qui a mis la justice sur la voie de la vérité. Il est déplorable seulement, je ne puis trop le redire, qu'un arrêt de suspicion criminelle pèse sur la mémoire de cet homme dangereux, mais non criminel.

Paris. — Imprimerie de L. MARTINET, rue Mignon, 2.